憧れの「口もと美人」になる本

歯周病も改善する女性のための歯科美容学

宝田恭子 宝田歯科医院院長

ビタミン文庫
マキノ出版

プロローグ

私は、二〇〇五年七月四日〜七月十一日まで、マダガスカル島の西側に位置する「レユニオン島（フランスの海外県）」に行ってまいりました。

ここは、インド洋に浮かぶ芳香《ほうこう》植物（いわゆるハーブ）の宝庫といわれる島です。ハーブの栽培農家を見学し、精油《せいゆ》（エッセンシャルオイル）抽出《ちゅうしゅつ》の蒸留釜《じょうりゅうかま》により、品質のよい精油がとれるのにどれだけの時間や手間がかかるかということの実際を、この目と耳で見聞きしてきました。植物によっては、初めの一滴が出てくるまでに二十四時間もかかるものがあることを知り、本当に驚きました。

私は現在、歯周病《ししゅうびょう》治療に、このように抽出され、品質基準の管理された精油を、オリジナルの方法でブレンドし、精油含有歯磨き剤や精油含有マッサージローションという形で使用しています。患者さんの症状に合わせて、通常のブラッシングに加え、歯肉マッサージや綿棒で舌苔《ぜったい》（舌に付着したコケ）を落とすという指導をし、患者さんに喜んでいただいております。

口腔内《こうくうない》（口の中）での使用ですから、食品添加物の許可を得、そのうえ安全な濃度で歯周病の原因となる菌に対する抗菌活性が見られなくてはいけません。幸いにも母校（東京歯科大学）での実験により、有効効果が得られました。しかしながら、インビトロ（試験管内）の実験が臨床結果にそのままつながるとは限りません。また、精油をブレンドすることに対し、オリジナリティーのある内容を教えられる人材が歯科医師にはあまりいませんでした。

ところが、私はラッキーにも、お二人の先生に出会えました。豊富な精油の知識に基づいて治療戦略を立てられ、臨床経験を重ねている開業医のフィリップ・ゴエブ先生や兵庫県の開業医の野崎《のざき》豊《ゆたか》先生により、たくさんのことを学ばせていただいたのです。そして現在でも、次に続く新たな精油について研究中です。

精油と歯肉マッサージとの結びつきのきっかけは、私自身が六年くらい前に、帯状《たいじょう》疱疹《ほうしん》（ヘルペス）になったことにさかのぼります。原因としては、娘の大学受験を自分のことのように考えすぎ、過度に不安になっていたことなどのストレスでした。私の場合は、肋間神経《ろっかんしんけい》の走行に沿って形容しがたい痛みが走り、発疹《ほっしん》が広範囲に出ました。完治と診断されたあとも、一日数回、神経痛のような痛みが続いておりました。

一カ月たっても変わらない状態であったため、紹介されたペインクリニック（痛みを取

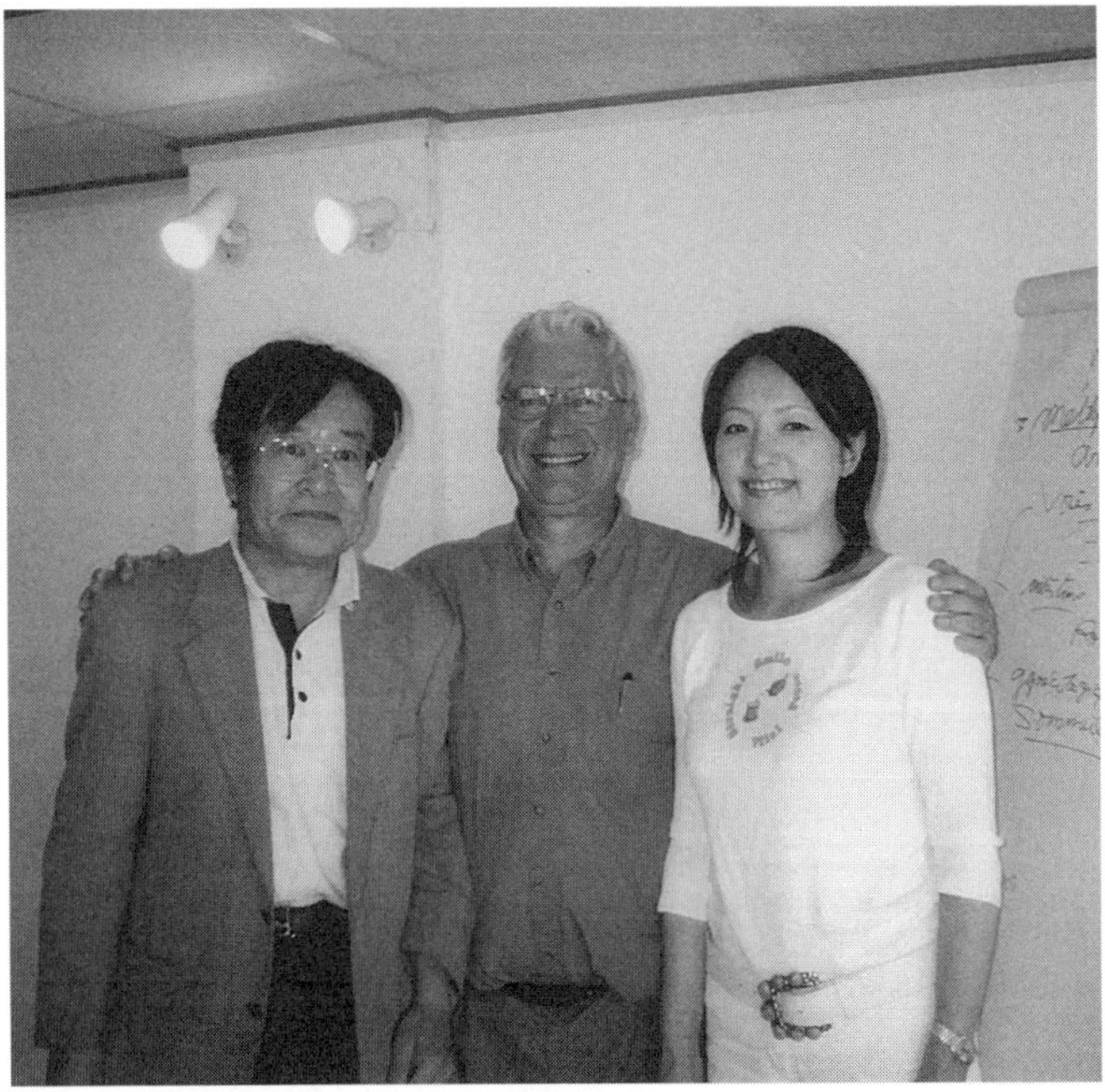

ゴエブ先生(中央)、野崎先生(左)、そして宝田

る専門外来）を訪ねようとしたころ、なんと私の歯科医院の二人の患者さんが帯状疱疹にかかったのです。お二人とも、私の受けようとしていた神経ブロック注射（神経をブロック＝遮断《しゃだん》＝して痛みを解消する治療法）を受け、一人は一回で痛みが消失し、すぐに快適になりました。もう一人は何度もくり返し注射を受けても不調の状態が続き、入院となりました。年齢の差こそあれ、この結果を目の当たりにした私が悩んだことはいうまでもありません。

そんなとき、あるご縁で出会ったアロマセラピストの方が、四、五種類のブレンド精油を使用し、マッサージをしてくださいました。私の痛みは徐々に消失し、発疹の跡《あと》もきれいになっていったのです。完全に痛みや違和感がなくなるまでには八カ月ほどかかりましたが、まさに不思議な出来事でした。彼女の施術してくれたマッサージは、体調の不具合やこりなどに対してではなく、痛みに対してのアプローチでした。

そこで初めて、アロマの精油のパワーとマッサージの威力を実体験したのです。皮下や粘膜下でのアプローチは、口腔内の歯肉でも同じことがいえます。こういった裏づけなども教えていただき、歯肉に対してのマッサージの取り組みを始めました。

私は、かかったことのある人にしかわからない帯状疱疹のつらい痛みを経験したことにより、現在、歯周病でも虫歯でもない私に、歯周病の患者さんの真の悩みや痛みは決してわかってあげることはできないのだと思いました。その日から、患者さんの不具合をできるだけ細かく聞いて、また、どんな小さな改善傾向も見逃さないで記録するという習慣が身につきました。

そうしていくうちに、今度は患者さんのほうでも一〇年日記をつけていて、六年前の自分の歯肉のコンディションや日々の生活状態、食生活などを記録し、私との会話や自分が言い足りなかったことまでをメモしている方がいることを知り、頭が下がる思いでした。

本書は、こういった患者さんたちの日々の努力と喜びを伝えたくて出版させていただきました。

歯科医院を訪れる患者さんも、以前は歯が白くきれいになったり、よく噛《か》める義歯《ぎし》（入れ歯）が装着されたりしただけで一〇〇%満足という時代だったと思います。

しかし、現在は、自分の老化を認めたくない、口もとを取り巻く顔全体を〝きれい〟にキープしたいという願望が高まっています。そして、できるだけ自分を磨く努力を惜しまない人も多くなってきました。

私もまさにその一人で、二〇〇一年三月より、表情筋（顔の筋肉）に毎日負荷《ふか》をかけ、重力に負けないよう、訪れる老化に少しでも抵抗するトレーニングを続けています。くわしくは本書の第3章に紹介してあります。

この表情筋トレーニングの雑誌取材の際に、私のメイクを担当してくださったヘアーメイクアップアーティストの林みどりさんは、「土台がしっかりしてきれいな方はメイクの仕上がりも違います」と話してくれました。彼女のこの言葉は、歯肉や皮膚という土台に注目している私のマッサージやトレーニングの励みにもなっています。

もうすぐ八十歳で、私が憧《あこが》れの口もと美人と感じているM老人会の四代目会長は、いつもおっしゃいます。

「やれることをやりましょう。集まれるときは集まりましょう。思ったこと、感じたことを話しましょう」と。

みなさまも、この本を読んで、できそうなことから取り組んでいただけたら幸いです。

二〇〇五年夏

宝田恭子

憧れの「口もと美人」になる本／目次

第４章　歯周病が改善した人、きれいを実現した人たちの喜びの声 ―― 131

装幀・本文デザイン―田栗克己
写真―岡崎　豪
モデル―成沢紀子（AIMING）
図版作成・本文イラスト―田栗克己／高木佳子

第1章　歯と口もとを美しく、健康に！

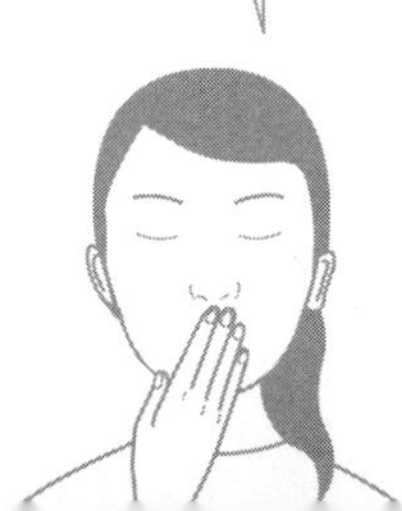

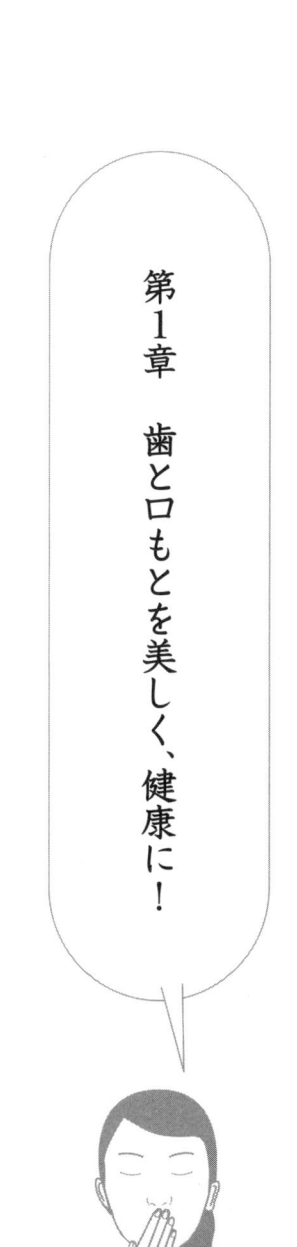

歯周病が治っただけでは満足できない？

私の医院の患者さんの多くは、四十代、五十代からさらにその上の、ミドルからシニア世代の女性です。口腔疾患《こうくうしっかん》（口の中の病気）に関しては、必然的に虫歯ではなく、大半が歯周病《ししゅうびょう》です。

私は、歯周病の治療にあたって、「歯を抜かないで治療をすること」を大前提としています。予防歯科の研究を長年続け、歯や歯肉、口腔内の健康を維持・増進するための方法として、歯磨きクリームを開発したり、美顔筋トレ（後述）を考案したりしてきました。

その評判が患者さんを介して口コミで伝わるのでしょうか。「歯周病が進行して歯を抜くしかないといわれたけれど、なんとか抜かないで治したい」と希望する患者さんが頼って来られます。

それらの患者さんたちと毎日接していて、健康に対する意識の高さに驚かされます。できれば自分の歯を残したいと考えるのは、歯の健康はもちろん、全身の健康に対して、真摯《しんし》にとらえ、取り組んでいるからにほかなりません。

そして、こういう人たちは、治療をして病気が治ったから、それで満足とはいきません。

歯や歯茎《はぐき》の病気が治ったら、今度は〝きれい〟にこだわるようになります。たとえば、義歯《ぎし》（入れ歯）を装着する場合でも、金属の留め金が付いて、一目で義歯とわかるものは望みません。あるいは、「歯茎の色が健康的なピンクを取り戻すために、何かいい方法はありませんか」と、相談して来られます。

病気が治ったのだから、多少見た目が悪いのは我慢しなきゃ、という従来、医師にありがちな考え方、見方は通用しないのです。

女医である私は、そういう女性の気持ちが心の底から理解できます。というより、私の考えを理解してくださる女性がたくさんおられることが、専門家としての私の研究を後押ししてくれているのです。

私が歯科医師になった動機の一つは、歯科という領域から、女性の〝きれい〟の実現を手助けすることにあったからです。

歯は全身の健康に関係している

読者のみなさんは、歯と口腔内の健康をどのようにとらえているでしょうか。虫歯や歯周病にならなければいいい、という程度でしょうか。もっと意識が低い人は、虫歯や歯周病になるのはともかく、歯や歯茎が痛んだりするのがいや、という認識をしている程度でしょうか。

とはいえ、こんにちでは医学の情報が一般に広く普及していますから、歯や口腔内の健康は、全身の健康にまで影響することを認識している人も少なくないでしょう。

現在、厚生労働省は、『健康日本21』構想を進めています。これは、国民が健康を増進し、病気を予防し、健康寿命を延ばすための国家プロジェクトです。二〇一〇年までに実現すべきさまざまな目標が、数値を掲げて示されています。その中の一つに「歯の健康」があり、「八〇歳で二〇本の歯を残そう」という目標が掲げられています。

その理由は、QOL（生活の質）を確保する基本となるからです。

歯を失い、自分の歯で噛《か》んでものを食べることができなくなるということは、日常生活の質の低下を意味します。それだけではありません。

咀嚼《そしゃく》力《りょく》が低下するので、全身の健康へも悪い影響をもたらします。唾液《だえき》の中には消化《しょうか》酵素《こうそ》（消化を促す物質）も含まれます。咀嚼力が低下すると唾液の分泌《ぶんぴつ》も低下するので、そのぶん、胃腸の消化に負担がかかり、胃腸を疲れさせます。唾液はまた、免疫《めんえき》（病気から身を守る抵抗力）にもかかわっているので、唾液の分泌が低下すると、虫歯や歯周病になりやすいだけでなく、風邪や肺炎などにもかかりやすくなります。

顔の〝きれい〟のもとは口腔の健康にある

さらには、歯を含めた口腔の健康は、顔の美しさや若さとも密接に関係しています。というよりも、口腔の健康が顔の美しさのカギを握っている、というほうが適切でしょう。

わかりやすい例をあげると、虫歯などで歯が欠けたのを放置しておくと、歯列に狂いが生じてきます。それがひどくなると、あごの形やほおのラインも変形してきます。

一方の奥歯が何本も欠けていて、反対側の歯でばかり噛んでものを食べる習慣があると、顔の左右のバランスは崩れてきます。

また、よく噛まないということは、顔の筋肉（表情筋）もあまり使わないわけですから、肌の張りが失われ、たるみが生じることにもつながります。

さらに、最近は、口呼吸が習慣になっている人がふえてきたといわれています。

口呼吸は、鼻や気道に問題があっても起こりますが、唇力《くちびるりょく》（唇を閉じる力）の低下によってももたらされます。口呼吸の習慣は、唾液の分泌を低下させ、口腔内を乾燥しやすくします。そのため、口腔内の細菌が繁殖しやすくなり、扁桃感染《へんとうかんせん》もしやすくなります。

唇力が低下していると、唇の筋肉と表情筋はつながっているので当然、表情筋の筋力も低下し、張りが乏しい表情になります。年のわりにたるみが目立ち、老け顔《ふ》になるでしょう。もちろん、気がつかないうちに、ポカン口（口をポカンと開けた状態）になっているかもしれません。

きれいや若さのもとは歯と口腔の健康にある、といっても過言ではないことがおわかりいただけたでしょう。

歯や口腔内の健康は〝アンチエイジング〟に直結する

私は、歯科医師として歯や口腔内の病気治療にたずさわる中で、とくに予防医学の必要性を痛感し、研究を続けてきました。そして、歯と口腔内の健康を維持・増進し、歯周病などの病気を予防・改善するためのセルフケアのいろいろな方法を考案し、患者さんに指導してきました。

美容については、代表的なものとしての化粧がそうであるように、かつては対症療法《たいしょうりょうほう》的《てき》なものが主流でした。ところが、現在では、サプリメントやさまざまな手技的な療法が、体の中から〝きれい〟をつくる方法として広まり、人気になっています。

ちなみに、歯科の領域でも審美歯科《しんびしか》が普及してきましたが、私が、歯や歯茎、口腔内の健康のために考案開発した製品や方法は、いずれも自然な療法です。

それらの方法を患者さんに指導し、実行していただくことによって、歯茎の健康が維持・増進されて、歯周病の予防・改善に役立つことが確認できました。そして、それは同時に、顔の〝きれい〟や〝若返り・老化予防（アンチエイジング）〟に直結することが経験的にわかってきたのです。

このことは、大いにやる気を起こさせます。とくに女性にとっては。

健康美という言葉が昔からありますが、顔の健康美は本来、口腔の健康度を反映しているといえるでしょう。

美肌師・佐伯チズさんに学ぶ「自分を慈しむ気持ち」

ゴッドハンドを持つ美肌師として、女性の憧《あこが》れの的となっている佐伯チズさんは、ご自身、〝きれい〟を実現されていますが、その裏には日々の努力があります。その佐伯先生にお会いしたとき、

「いくつになっても、女性にとって、ツヤのある肌は永遠のテーマです。きれいを目指すには、『自分自身を慈《いつく》しむ気持ちが大事』」

と、私に教えてくださいました。

最近の若い世代には、男女を問わず、自分を好きになれないという人がふえてきたといいます。現代の日本社会を反映しているのでしょうし、その原因は複雑で、容易には解き明かせないでしょう。

自分を好きでなければ、自分を慈しむことはないし、大事にすることもできません。まず、自分を慈しむ気持ちを持つようにすることが求められます。そして、慈しむ気持ちがわいてきたとき、人は変わることができます。


一人の患者さんのケースを紹介しましょう。

その女性は、耳下腺《じかせん》ガンで手術後、リハビリを続けてきました。毎日、美顔筋トレ（後述。くわしくは第3章を参照）を行うとともに、アロマオイル（後述。くわしくは第2章を参照）を使って舌運動を行ったところ、唾液の分泌が活発になり、気になっていた口臭も改善してきました。

こうしてリハビリを続けるうちに、顔を自由に動かすことが難しかったのですが、発声時の口の形が以前よりもスムーズに、きれいに見えるようになってきたのです。このことは、指導する私にとって、何よりもうれしく感じられました。

あるとき、彼女がガンの経過について打ち明けてくれました。主治医の先生から、術後、もう元の顔には戻れないといわれたときのこと、家族が闘病生活を支えてくれたことなど、彼女の話を聞くうち、私は大泣きしそうになってしまいました。

そんな彼女をもっと応援できないかと考えたとき、佐伯先生の言葉を思い出したのです。そこで、その言葉を伝え、さらに彼女にこうアドバイスしました。

「ただリハビリのために表情筋の運動をするだけでなく、美肌も目指しましょうよ」

私の意見を受け入れてくれた彼女は、きれいを意識して、美顔筋トレに励むようになりました。すると、どうでしょう。二カ月ほどたったころ、顔を洗うことを少しずつ楽しめるようになってきたというのです。これは大変な変化です。というのは、術後、自分の顔のことを気に病《や》み、顔を洗うなんてことはまったく考えられず、実際、洗うこともできなかったのです。

それからは、義母の介護やボランティア活動も、以前に比べてずっと楽しく、気持ちよくできるようになったと、うれしそうに語ってくれました。彼女は、自分を慈しむ気持ちを持つことができ、それがきっかけで〝きれい〟を意識し、その実現に向かって努力することで人生が変わってきたのです。

健康も〝きれい〟も努力すれば必ず報われる

佐伯チズさんもそうですが、〝きれい〟を実現し、いくつになってもそれを維持できている人は、そのための努力を決して怠りません。

最近は、若々しい五十代、六十代の方たちがふえてきました。この年代になって若々しく見えるということは、きっと陰で相当な努力をされているはずです。そして、その努力のバネとなっているのは、いつまでも若々しく、きれいでいたいと願う女心に違いありません。

一方、実年齢よりも老けて見える人もいますが、こういう人は、女であることを放棄してしまっているのでは、と勘ぐってしまいます。

老化防止、若返り（アンチエイジング）は、日々の努力の積み重ねによって実現します。それも、おおげさなことではなく、ちょっとした努力が大切なのです。私自身、美顔筋トレなどの方法を実践し、そのことを実感していますし、多くの人たちが同じ体験をしています。

一般に、四十五歳までは若さにそれほど差はないけれど、四十五歳から六十五歳までで、二〇歳くらいの差ができてしまいます。

もう五十歳だからとあきらめるのは早計というものです。〝きれい〟は日々の小さな努力によって実現すると、肝に銘じ、ともにがんばっていきたいと思います。

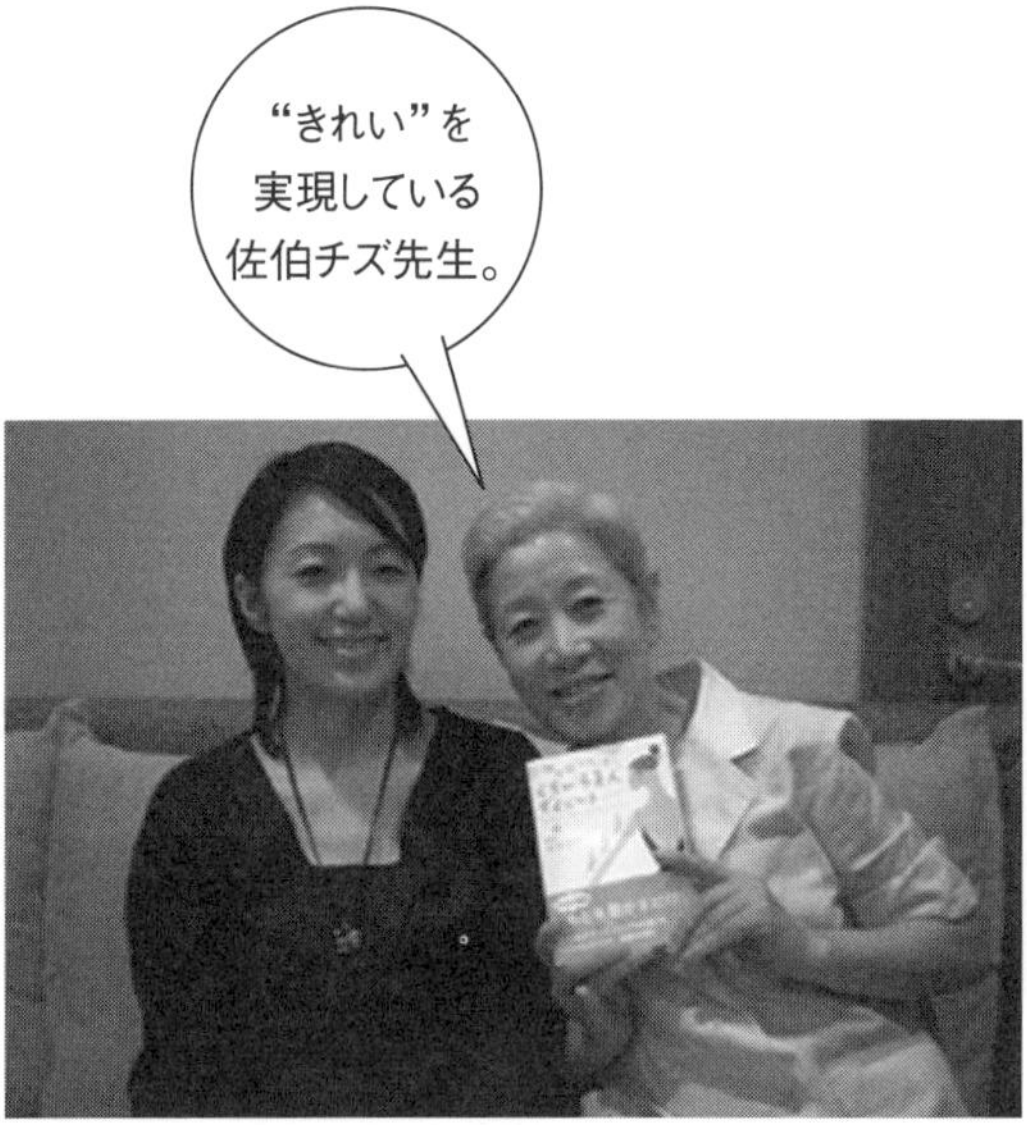

〝きれい〟には噛み合わせも関係する

顔の〝きれい〟は、噛み合わせも関係します。虫歯や歯周病で歯が抜けたり、また、治療して被《かぶ》せた金属が取れたのを放置しておいたりすると、歯の噛み合わせに異常をきたします。すると、顔の左右が非対象になったり、あごが前へ突き出てきたりします。また、歯科医院で治療をした結果、治療がよくないために噛み合わせが異常になることもあります。

とくに、顔が左右非対称の場合、噛み合わせに異常があることが少なくありません。

また、片側で噛む癖がある場合、噛む側の表情筋だけが発達し、一方、反対側の表情筋はあまり使われないために衰え、左右非対称の原因になります。一方の側の奥歯が何本も失われているのを、義歯を装着していないため、反対側でばかり噛んで食べるというケースが少なくありません。この場合も、義歯を装着して使用し、左右の歯でバランスよく噛んで食べるように習慣づけることが求められます。

噛み合わせが正しい状態にあることが、顔の〝きれい〟の基本です。本書では、〝きれい〟を実現するための美顔筋トレを紹介していますが、噛み合わせに異常がある場合は、この筋トレを一生懸命行っても効果はじゅうぶんには得られません。まずは、歯科医院にかかって、正しい噛み合わせにすることが必要です。

歯科医院での定期的なケアが基本

口腔の健康の基本は、毎日のブラッシングです。

今日では、一般的に歯に対する健康の意識はずいぶんと高くなってきました。しかし、セルフケアとして毎日のブラッシングを励行し、痛みや出血、腫《は》れなどの症状がなければまったく問題はない、それでよしと考えてはいないでしょうか。

歯の健康は気になるけれど、毎日のセルフケアに努めているし、痛みや出血、腫れなどの症状がない限り、歯科医院へ行く必要はない、と考えている人が多いのではないでしょうか。

残念ながら、それでは歯や口腔内の健康対策は万全とはいえません。

というのは、セルフケアが本当にきちんとその目的を果たしているかどうかは、一般の人は自分ではわからないからです。実は、歯科医師からみると、セルフケアが必ずしもうまくいっていない人のほうが圧倒的に多いのです。というよりも、セルフケアだけでは、口腔内のケアには限界があるのです。

歯の疾患のうち、中年以降で歯を失う最大の原因である歯周病は、とくにこれといった症状を自覚しないまま、ひそかに進行します。また、女性は歯周病の発症に女性ホルモンがかかわっているため、思春期や妊娠・出産、更年期《こうねんき》などでホルモン分泌のバランスが崩れると、急激に歯周病が発症したり、悪化したりすることがあります。

ですから、毎日ブラッシングをきちんと行ってさえいれば歯周病にならないし、口腔の健康は保てる、とはいかないのです。

歯科医院に定期的に通院し、歯石を除去してもらうことが必要です。第2章でくわしく説明をしますが、歯科医院で歯石を除去しても、三カ月後にはまた歯石がたまってきます。おおよそ三カ月後には、また元の環境に戻ってしまうのです。

ですから、三カ月に一度は歯科医院にかかって、専門的なケアをしてもらい、歯石を取り除くことが必要です。歯と口腔内の健康を維持・増進し、口腔内の疾患を予防するためには、そのことが欠かせないことをしっかりと認識しておいていただきたいと思います。

第2章

デンタル・アロマセラピーで歯周病は克服できる

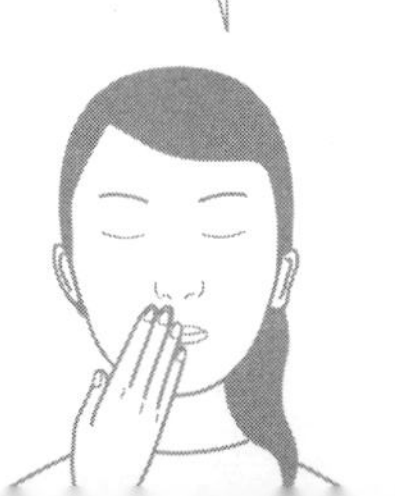

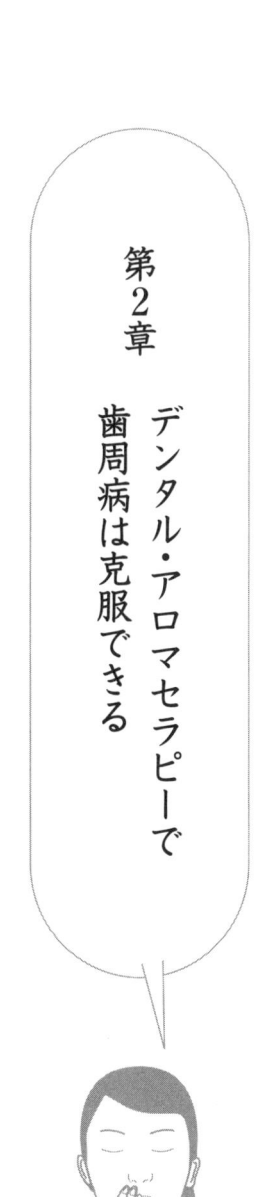

歯を失う最大の原因は歯周病

歯を失う原因の九割は虫歯と歯周病《ししゅうびょう》ですが、高齢の人がふえ続ける現在、とくに歯周病が問題になってきました。厚生労働省のデータでも、歯を失う原因として、四十五歳から五十五歳の年代では歯周病が半数を占めており、五十五歳以上の世代では約七〇%が歯周病によるという報告もあります。

わが国では、成人の八〇%以上が歯周病にかかっているといわれ、年代別の罹患者《りかんしゃ》（病気にかかる人）の割合では、四十五歳から五十五歳の年齢層で八八・四%を示し、最も高い率となっています。また、十六歳から三十四歳までの年齢層でも約七〇%の人に歯周病が見られるのですから、大変な数字だといえるでしょう。

日本人の平均寿命は男女ともに世界一で、女性のほうがやや長いのですが、歯の平均寿命から見ると逆に男性のほうが長いのです。

統計では歯の平均寿命は延びていますが、現状ではじゅうぶんとはとてもいえません。第1章で、八〇歳までに二〇本の歯を残そう、という話を紹介しました。ちなみに、日本より高齢になっても歯が残っている数の多いアメリカでは、九〇歳で二〇本の歯を残すことを目標にしています。

歯周病の原因は細菌、免疫力の低下、生活習慣

歯周病は歯肉炎と歯周炎に分けられ、歯肉炎は炎症が歯茎《はぐき》だけにとどまっている場合をいいます。それに対して、歯周炎は歯茎を支える線維《せんい》や歯槽骨《しそうこつ》が破壊され、溶けてしまう状態をいい、こちらのほうが深刻です。

ブラッシングを怠ったり、砂糖がたくさん入った食べ物を頻繁にとったりしていると、細菌が増殖して歯垢《しこう》（デンタルプラーク）の量がふえます。デンタルプラークの本体は細菌です。それが引き金となって、歯肉炎が起こります。

この段階で、ブラッシングなどで対策して、デンタルプラークを除去すれば改善します。しかし、放置しておいたり、あるいはブラッシングを行っていてもデンタルプラークの取り残しがあったりすると、歯石《しせき》がたまっていきます。そして、歯肉の炎症によって歯と歯肉の間の溝（歯肉溝《しにくこう》）が深くなり、歯周ポケットが形成され、そこが細菌の棲《す》み家となってしまうのです。

歯石はデンタルプラークが石灰化したもので、ブラッシングでは取り除けません。こう

して歯周炎へと進んでいき、炎症はますますひどくなり、歯と歯周組織との連結が破壊され、しだいに歯槽骨も吸収されます。そして、歯が抜け落ちてしまうのです。

では、なぜ歯周病になるのでしょうか。大きく三つの原因があります。それは細菌、免疫力《めんえきりょく》（病原菌に対抗する力）の低下、喫煙などの生活習慣です。

密接に絡まり合う歯周病の三大原因

歯周病の原因となる細菌は、正式には歯周病原性細菌といいます。口の中で繁殖する細菌や毒素が歯茎に侵入して、腫《は》れや出血、排膿《はいのう》（ウミが出ること）などを起こし、歯槽骨を溶かします。歯周病が進行すると歯が抜けるのは、歯を支えている骨（歯槽骨）が溶かされるからです。

この細菌の増殖や侵入を許してしまうのが、免疫力の低下です。私たちの体を守っている防御機構のメカニズムの中で、最前線で働いているのが白血球《はっけっきゅう》（血液成分の一つ）です。歯肉炎の場合、白血球のうち、好中球《こうちゅうきゅう》（顆粒球《かりゅうきゅう》の一種）やマクロファージなど、細菌を食い殺す細胞が最前線で戦っています。歯肉炎はほぼこのレベルで終戦となります。ところが歯周炎では、細菌の数が多いうえ、手ごわいグラム陰性菌《いんせいきん》が相手なので複雑な戦いになってしまいます。

好中球とマクロファージで手に負えないとわかると、Tリンパ球やBリンパ球という別の免疫部隊が応援に駆けつけます。こうして細菌を打ち負かせば戦いが終わって炎症もおさまります。ところが、デンタルプラークがふえ続けて細菌の数が多くなると、リンパ球は活動し続けなければならず、そのため炎症もおさまりません。そこで免疫のシステムはさらなる強化のため、サイトカインという物質や活性酸素《かっせいさんそ》（老化などの元凶物質）をつくる指令を出します。

これらは炎症を抑える強力な武器になりますが、ふえ過ぎると生体側の組織まで傷つけることになり、結果として歯槽骨が崩れてくるのです。このように戦いが激化すると、歯周組織はほとんど破壊され、元には戻らないので歯を失うことになります。腫れがあり、細菌との戦いに負けた白血球の死骸《しがい》がウミとなってしまいます。歯茎は退縮《たいしゅく》した状態になって、細菌の侵入や増殖を再び起こしやすくするのです。歯周病の怖いのは、病気が進行しても、痛みとして、初めのうちは表に現れないことです。

こうして免疫力も疲れ果て、徐々に低下しますが、それを招く要因の一つが健康によくない生活習慣です。

七十三歳のある患者さんは、お孫さんの浴衣《ゆかた》を縫うために、何年ぶりかで夜なべ仕事をしてしまいました。浴衣が縫い上がったころから、肩のこりと歯肉の痛みを感じ始め、その後、歯茎が腫れだしてしまったそうです。

睡眠不足と疲れによって、いつも歯周病原菌と戦ってくれる免疫の役割が低下した結果、一方的に細菌がふえて、歯肉が腫れ、痛みが出たわけです。

ご本人は抜歯を覚悟していましたが、その後の努力の甲斐《かい》があって、今回も危機を乗り越え、歯を抜かずにすみました。現在、二十二本の歯を残されていて、ケアもじゅうぶんになさっているこの患者さんにとって、この一本はとても重要なのです。なぜなら、目標は八〇歳で二〇本の歯を残す、ですから。

かわいいお孫さんの浴衣姿を、両親や周りの人たちがほほえましく見守る、そんな光景を思い浮かべたら、誰だって無理をしてしまうでしょう。しかし、今後は自分の体をもっといたわり、生活習慣に気を配っていきたいと、その患者さんは話していました。

歯面をツルツルにすれば歯垢はつかない？

私が歯科大学で学び、卒業して二十五年になる現在までの間に、歯周病のメカニズムに関する学説は実に大きな変遷をたどってきました。どんな病気についても、医学の世界では、学説というのはけっこう早いサイクルで変わるものです。ですから、歯周病に限ったことではありませんが、それにしても私にとって一八〇度といっていいくらいの変化がありました。以下、図を参考にしながらお読みください。

歯は歯茎、歯槽骨、歯根膜《しこんまく》から成る歯周組織という構造に守られて、倒れたり抜け落ちたりしないようになっています。そして、歯そのものは約三分の一が外に出ていて、残りの部分は歯肉（歯茎）の中に埋まっています（三七ページの図１参照）。

外に出ている部分の表面はエナメル質、歯肉の中に埋まっている歯の表面はセメント質で、エナメル質とセメント質に覆《おお》われた内側は象牙質《ぞうげしつ》になっています。正常な歯は、歯肉溝（歯と歯肉の境目にある溝）が二ミリくらいで、歯肉が歯にしっかり密着するように歯を支えています。

歯をていねいに磨いたつもりでも、歯ブラシがうまく当たらない場所がたくさんあると、結果として、歯肉縁上《しにくえんじょう》（歯が外に出ている部分の、歯と歯肉の境目）の汚れを放置してしまうことになります。すると、歯周ポケットという状態に移行して、細菌の棲み家をもつことになります（三八ページの図２の１参照）。つまり、歯肉溝が深くなり、そこにデンタルプラーク細菌や歯石が入り込みます。

この状態を放置しておくと、歯周組織が破壊され、歯周ポケットは歯根に向かってどんどん深くなります（三八ページの図2の2参照）。さらに歯槽骨まで溶けてしまうと、歯を支える組織全体が壊滅してグラグラになり、最後は抜け落ちてしまうのです（三八ページの図2の3参照）。

以上、歯周病のメカニズムを簡単に説明しました。歯周ポケット内の歯根面をツルツルにしておくと、その後、プラーク細菌が付着しにくくなります。そのため、すでについてしまっている歯石とともに、細菌が頑固に付着した歯根面を徹底的に滑らかにすることが歯周病の治療で大切なことととなります。

本来、歯と歯茎の溝は、細菌にとってはあまり環境がよくありません。なぜなら、歯肉溝からは、細菌を駆逐《くちく》するために、白血球が出てきて戦ってくれます。そのうえにほかの免疫部隊が大軍となって控えており、抗体《こうたい》などが出てきてくれます。

歯茎から露出した部分はツルツルなほうがデンタルプラーク細菌はつきにくいのですが、歯茎の内側（目に見える部分より下の歯茎。歯肉縁下《しにくえんか》）ではどうでしょうか。そこに浮遊している細菌群や歯茎（ポケットの内側）についている細菌群について考えなければ治療効果につながらないことが、この二〇年間に次々と医学的に裏づけられてきました。

つまり、歯周ポケット内の歯の表面をいかにツルツルにするかということから、ポケット内に棲みついている細菌を取り除くことが最も大切になるわけです。

図1　歯と歯茎の構造

◎ 正常な歯と歯茎

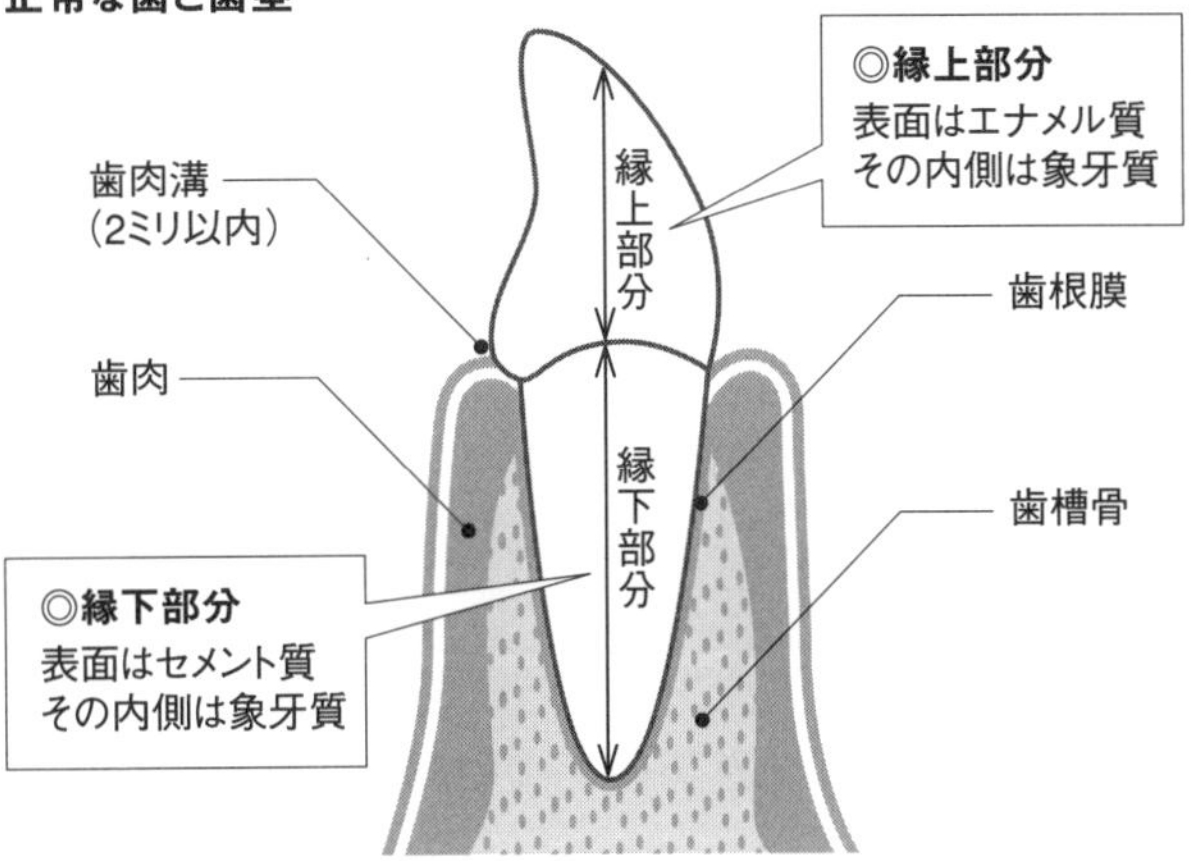

◎ 歯の構造（断面）

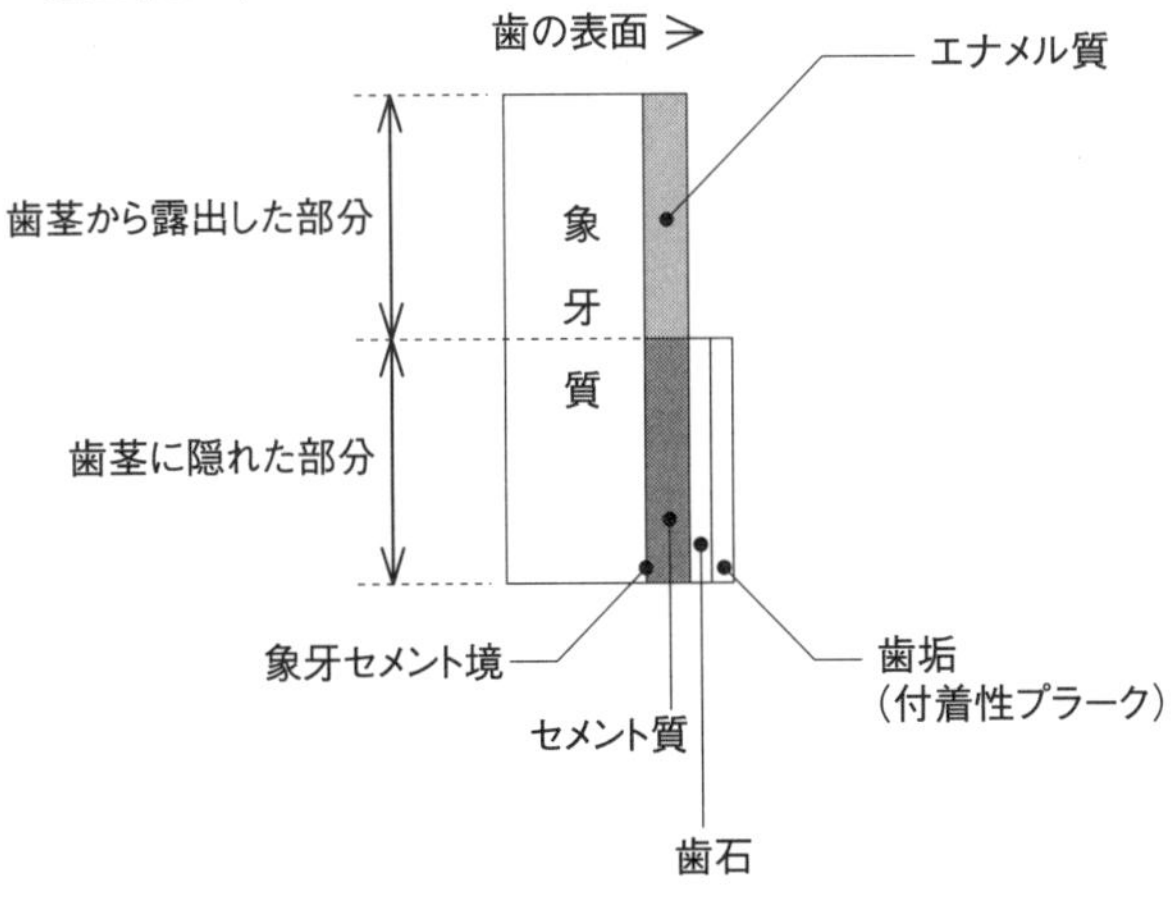

図2　歯周病の進み方

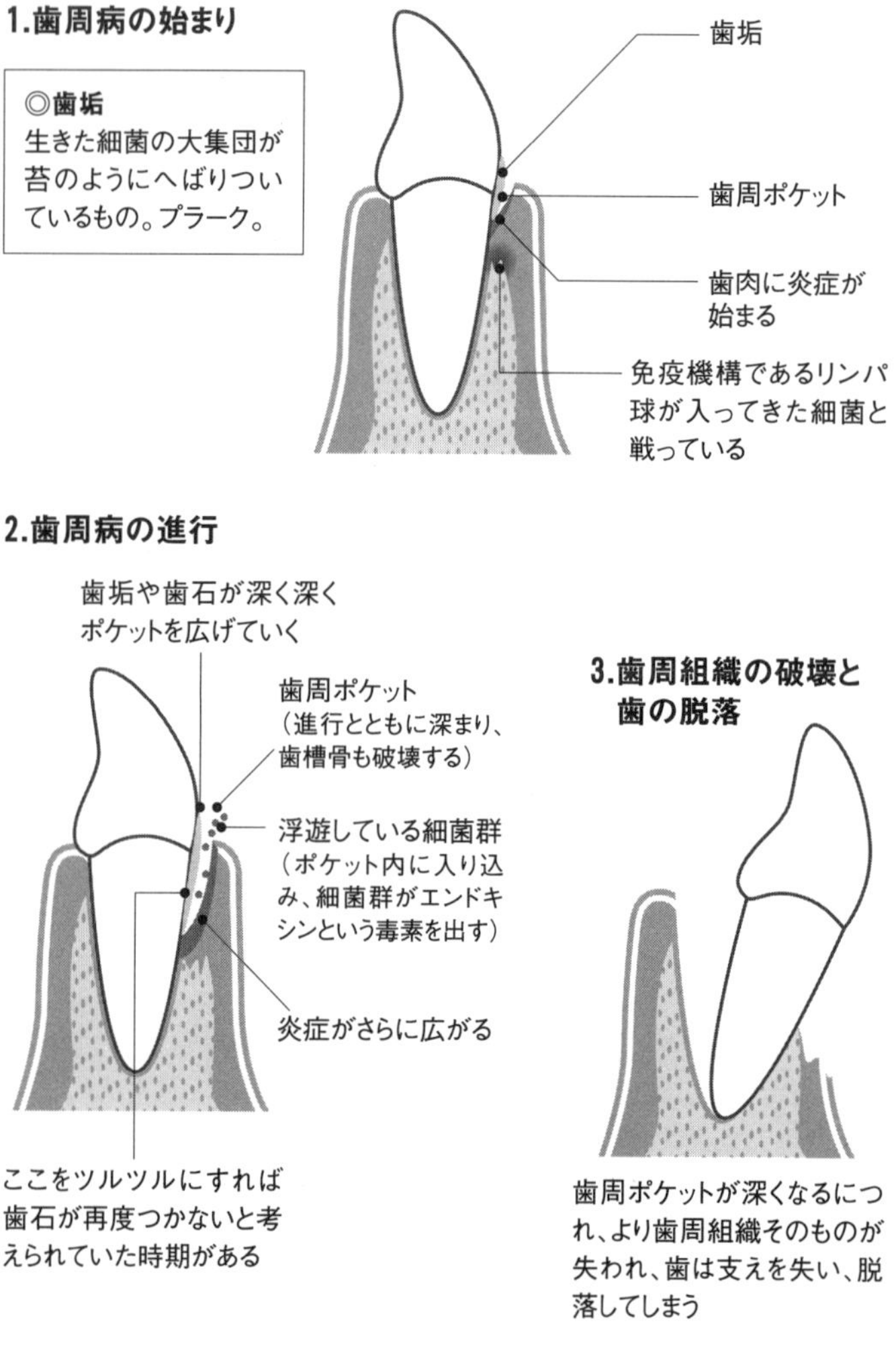
1.歯周病の始まり
◎歯垢
生きた細菌の大集団が
苔のようにへばりつい
ているもの。プラーク。
歯垢
歯周ポケット
歯肉に炎症が
始まる
免疫機構であるリンパ
球が入ってきた細菌と
戦っている
2.歯周病の進行
歯垢や歯石が深く深く
ポケットを広げていく
歯周ポケット
（進行とともに深まり、
歯槽骨も破壊する）
浮遊している細菌群
（ポケット内に入り込
み、細菌群がエンドキ
シンという毒素を出す）
炎症がさらに広がる
ここをツルツルにすれば
歯石が再度つかないと考
えられていた時期がある
3.歯周組織の破壊と
歯の脱落
歯周ポケットが深くなるにつ
れ、より歯周組織そのものが
失われ、歯は支えを失い、脱
落してしまう

デンタルプラーク細菌や歯石がへばりついた歯根面をツルツルになるほど、きれいにしなければなりません。

歯の表面をきれいにする

次に、歯周ポケット内にたくさん存在するグラム陰性菌が持つ内毒素「エンドトキシン」という毒素が注目されるようになりました。

この毒素には、免疫細胞を刺激して炎症を引き起こす働きがあります。そこで、内毒素をできるだけ取り除くことが治療戦略の基本となっています。

露出した歯根面の内毒素は、ブラッシングと水洗いである程度除去できます。しかし、セメント質に食い込んだ内毒素は、これまで使ってきた歯科用の器具で一～二回削れば除去できるということが歯科の学会で発表されました。

セメント質を磨いて歯石を除去するだけで、内毒素を含む歯周病の病原性物質は除去できます。しかしながら、過剰にガリガリ削り取ることは適切でないことが、次々に明らかにされてきたのです。

抗生物質で細菌を一掃できるけれど……

その後、歯周病治療に新しい考え方が加わりました。外科的治療でもすべてのデンタルプラーク細菌や歯石を除去することは困難です。しかし、外科的な治療に加え、抗生物質《こうせいぶっしつ》の投与によって、短期間で改善できるようになったのです。

つまり、抗生物質の服用で、グラム陰性菌などの原因物質を一時的ですが、へらすことができるようになりました。歯に付着した菌ばかりか、ポケット内に浮遊する細菌や歯茎の上皮にくっついている細菌まで、一網打尽《いちもうだじん》にできるということで、抗生物質投与がさかんに行われるようになりました。ただし、歯石や歯周ポケットの細菌は頑固に歯にへばりついています。ですから、まず、歯科医院でそれを除去することが肝心です。

確かに、抗生物質は、歯周病を一時的に急激に改善しますから、急性の場合はとても重宝します。以前は私も活用していましたが、ある患者さんに出会ってから、抗生物質の投与をためらうようになりました。

その方は女性の患者さんです。急性の炎症をともなった歯周病で来院したので、抗生物質を投与しようとしたら、こういうのです。

「内科や外科でもらう抗生物質を飲むと、陰部がかゆくて仕方なくなります。気分は悪いし、人にはいえないし、だから抗生物質は飲みたくありません」

私が女医なので、その患者さんはためらいなく、悩みを打ち明けてくれたようでした。実はその女性は、抗生物質の服用によって膣《ちつ》カンジダ症という皮膚病になっていたのです。抗生物質がウイルスや細菌を殺し過ぎた結果、カンジダ症の原因となるカンジダ・アルビカンスなどの真菌《しんきん》が逆に活発になり過ぎたわけです。

抗生物質には耐性菌の問題もありますし、抗生物質の乱用は慎まなければなりません。現に、先に紹介した患者さんのように、抗生物質の服用によって膣カンジダ症を発症するケースもあります。

その女性の場合も、抗生物質を服用して一時的に歯周病原性菌が撲滅できたとしても、膣カンジダ症がますますひどくなるでしょう。これでは、なんのための治療かわからなくなるでしょう。

バイオフィルム－細菌は共同体をつくって繁殖する

歯周病を引き起こす原因は細菌が主体のデンタルプラークですが、最近の研究によって、デンタルプラークはバイオフィルムという集団となって活動することがわかっています。すなわち、複数の細菌から構成されているのがデンタルプラークなのです。バイオとは生体、生物体、生物などを表し、フィルムは薄い膜の意味です、医学、細菌学で用いられバイオフィルムという用語は、細菌の集団のことをいいます。

デンタルプラークは、複数の細菌からなるバイオフィルムです。歯の表面などに、ぬるぬるとした細菌集団となってへばりついています。これらは、お互いにシグナルを出して共同体（縄張り）をつくって、お互いに助け合い、生体《せいたい》（免疫の機構）に対抗しています。抗菌剤や抗生物質、白血球でさえ入り込めないような強い耐性を持っています。

歯周病が治りにくいのは、細菌のこのような性質が関係しています。言い換えると、バイオフィルムを破壊、除去できれば歯周病を予防・改善できるわけで、歯周病治療の世界でバイオフィルムは注目され、それを破壊・除去するための方法が模索されています。

患者さんの歯肉をサポートできる方法はないか？

私は長年、歯磨き剤は使用せずに、二本の形が違う歯ブラシと歯間ブラシを部位によって使い分け、鏡を見て歯肉の色をチェックするというケア方法を行っています。食後に行うことを基本としていますが、そのほか、磨きたいという気持ちになったときは、いつも行います。

患者さんでも、歯ブラシの毛先を自分の歯並びに合わせて工夫し、はさみでカットしている方がいます。

磨き方にはスクラッピング法やバス法など、一定のブラシの当て方と動かし方がありますが、歯並びには傾きやねじれなどがあり、うまくいかないケースもあります。そんなときは、自ら工夫することも大切だと思います。

そして、そのやり方でうまく磨けているかどうかを、かかりつけの歯科医に見てもらったりすることも重要になるのです。

主婦が家の掃除を手際よく、しかもピカピカにするために、道具や方法を工夫したり、新しい情報を得たときにすぐトライしたりして、さらにきれいにしていくのと同じだと、私は思っています。

私にはたった一カ所、気になる部位があります。磨きが甘いときは必ず赤みが増してくるのです。そのとき、いつもより念入りにブラッシングをすると、その後は納得のいくピンク色に戻ります。

しかし、歯周病の患者さんの多くは、「ブラッシングのとき、ここだけは痛いので、もう少し強く当てたいのだが、思うようにできない」という部位をお持ちです。このように、ブラッシングに積極的に取り組めない患者さんの歯肉をよりサポートできる方法はないかと、常に考えていました。

以前、オランダから布にゴムの突起がついた指サックを取り寄せ、試していただいたことがありましたが、「気持ちよくない」「痛い」という理由で多くの人がやめてしまいました。いいとされているものであっても、患者さんに気持ちよくずっと使ってもらうことが肝心です。自分の歯肉に対し、使いやすく、効果の実感できるものがベストなのです。

歯周病予防のセルフケアとしてアロマオイルに着目

唐突ですが、日本を代表する大企業数社の勉強会で、「ＤＮＡは遺伝子以外に、現代社会のニーズの頭文字である」という話が出たそうです。

Ｄはダイエット、Ｎはナチュラル、Ａはアンチエイジングの頭文字です。なるほど、この三つは、一般の人が強い関心を持っています。

これらは一見、歯科医療とは関係ないことのように思われるかもしれませんが、ナチュラル、アンチエイジングは歯科において新しい視点として注目されていますし、求められてもいます。

「歯肉が腫れたら、切開、排膿、抗生物質の投与のくり返し」に疑問を持った私は、自然な療法に目を向けました。私が行っている、従来の診療の流れの中に植物由来のアロマオイルを応用するという取り組みは、とてもナチュラルなアプローチだと思います。

平成十五年に、私は新しいタイプの歯磨きクリームを、薬剤師さんら女性三人で開発しました。このクリームは、アロマオイル（エッセンシャルオイル）を材料とし、研磨剤《けんまざい》や合成界面活性剤《ごうせいかいめんかっせいざい》を使わない画期的なものです。歯周病菌や虫歯菌だけを殺菌もしくは静菌し、さらに汚れなどの洗浄や除去効果を保つという、私が理想としていた歯磨きクリームです。

ただし、喫煙者でふだん研磨剤の入っている歯磨きクリームを使わないと除去効果が得られないというケースでは、少し物足りなさを感じるかもしれません。

この製品を開発するにあたっては、多くの人が支えてくださいましたが、成功のきっかけは私がアロマセラピーと出合ったことにあります。

アロマセラピーは今日、医療の現場で取り入れられるようになっていますし、一般の人の間にも広く普及してきました。植物の精油（エッセンシャルオイル、アロマオイル）のにおいを嗅《か》いだり、つけたり、内服したりする自然医学です。

私とアロマセラピーとの出合いは、ある雑誌に載《の》った一人の患者さんのコメントを読んだことにさかのぼります。アロマオイルの「ティートリー」を使って歯茎のマッサージを行ったら、歯周病に非常に効果的だった、という話でした。

植物から抽出《ちゅうしゅつ》したエキスで難病の歯周病が短期間でよくなるということが事実なら、それはすばらしいことです。歯科では、口の中の正常な環境を維持するために、ブラッシング以外に補助的に化学薬品を用いることがあります。しかし、免疫力が落ちている人や高齢の人に化学物質を用いた場合、予期せぬ事態が起こるかもしれません。

天然物質のアロマオイルが口の中の環境維持に生かせるかもしれないと思った私は、さっそくティートリーを入手し、試すことにしました。

歯周病の患者さんに試してみたところ、有効でした。ただ、患者さんによっては、同じ効力が持続しにくい場合もあるという欠点もわかりました。アロマオイルは医療用に使われる場合、ブレンドされることが多いことも知りました。実際に実験をしてみると、菌の種類にもよりますが、単一のオイルよりも数種のオイルを組み合わせるほうが効果的であることもわかりました。

問題は、何と何をどのような割合で配合すればよいかということです。そんなころ、エッセンシャルオイルを医療用にまで高めるための研究をしている青木《あおき》澄男《すみお》先生との出会いがありました。

ある勉強会で瀕死《ひんし》のペットを救う「メディカルＡ」を開発されたお話を伺いました。その要旨は、「たとえばティートリーは殺菌力があるといわれても、それは医療に使えるほどのものではないこと。壊れた組織の修復能力を著しく高めるオイルをつくること。その背景があればＭＲＳＡ（メチシリン耐性黄色ブドウ球菌）も耐性を持った緑膿菌《りょくのうきん》も即座に殺せる。実際に、そのエッセンシャルオイル群の効果は病理学・組織学的にも実証された。歯肉マッサージでも歯周病との絡《から》みからいえば、ティートリー単独では治療できないどころか、殺せなかった細菌群の異常な増殖を見ることもある。難治性に転ずるはず……」というものでした。

スライドを見ながら感動したので、すぐにお願いをして、歯肉用のバージョンをつくっていただきました。それが、歯肉マッサージローションです。

実際、私は従来の治療の流れの中で、患者さんに使用してもらい、改善効果を確認しながら使用回数や方法を各個人に合わせて決めていきました。そんな中でもやはり生活ペースの乱れは、ローションで有効効果をもたらしていた歯肉の状態をも、あっという間に悪化させてしまうことを何度も見てきました。睡眠不足や過度の疲れが、歯周病と診断されている歯肉にどれほど影響するかということを、読者のみなさんも、どうか忘れないでいただきたいと思います。

私は、このローションを使用していただく方たちに必ずアドバイスしていることがあります。

たとえば、一日に三つのことを行おうと計画していたのに二つしかできない日があったら、一つは次の日に回してくださいということです。つまり、無理せず体調を整えるくらいの感覚で、日々の生活の中で使ってほしいということです。

患者さんの中にはそのことをよく理解し、「無理しない」という意識を持って日々のケアを続け、結果として、動揺して不安定だった一本の歯牙《しが》が普通に噛《か》めるようになるという、見事な効果につなげた方もいらっしゃいます。その方は気がついたら四年もたっていたとおっしゃいます（次ページのレントゲン写真を参照）。

この歯肉マッサージローションについては改めて後述しますが、歯科医師の診断に基づき、症状に合わせて使うようにしているため、残念ながら一般向けには販売されていません。

そういう事情もあって、私は、一般の人が日常的に使えるような口の中のセルフケア製品を開発したいと思い、ますます情熱を傾けるようになっていきました。殺菌力、抗菌作用がある天然の物質があれば、どんなにか歯周病の治療や予防に役立つことでしょう。

治療前

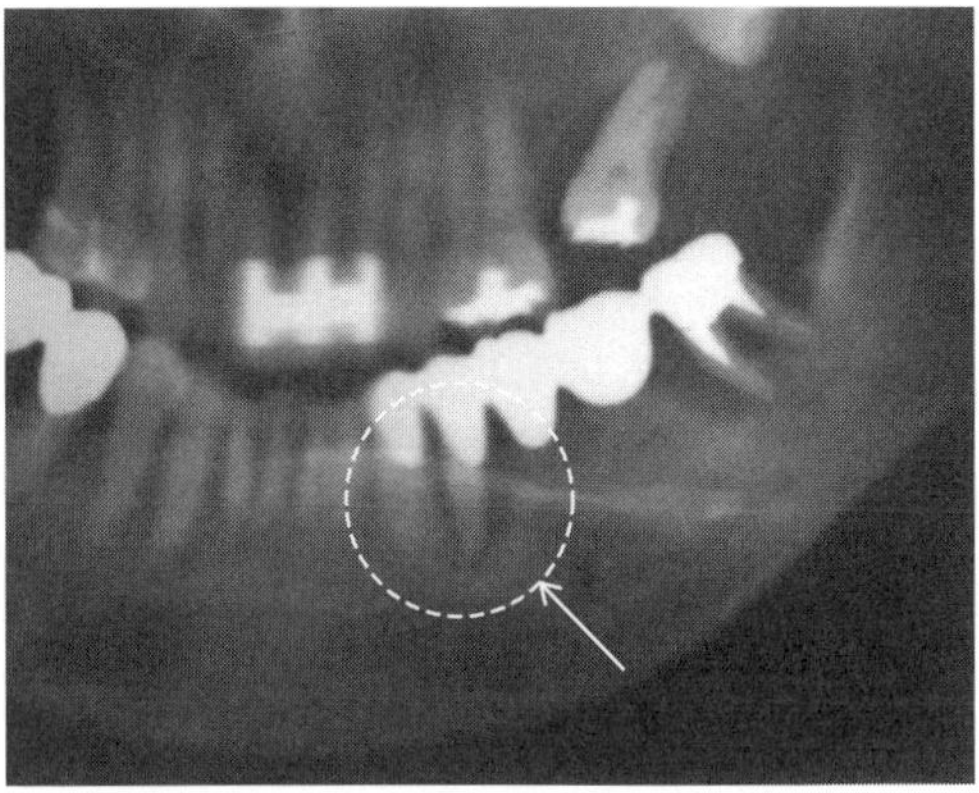

治療後

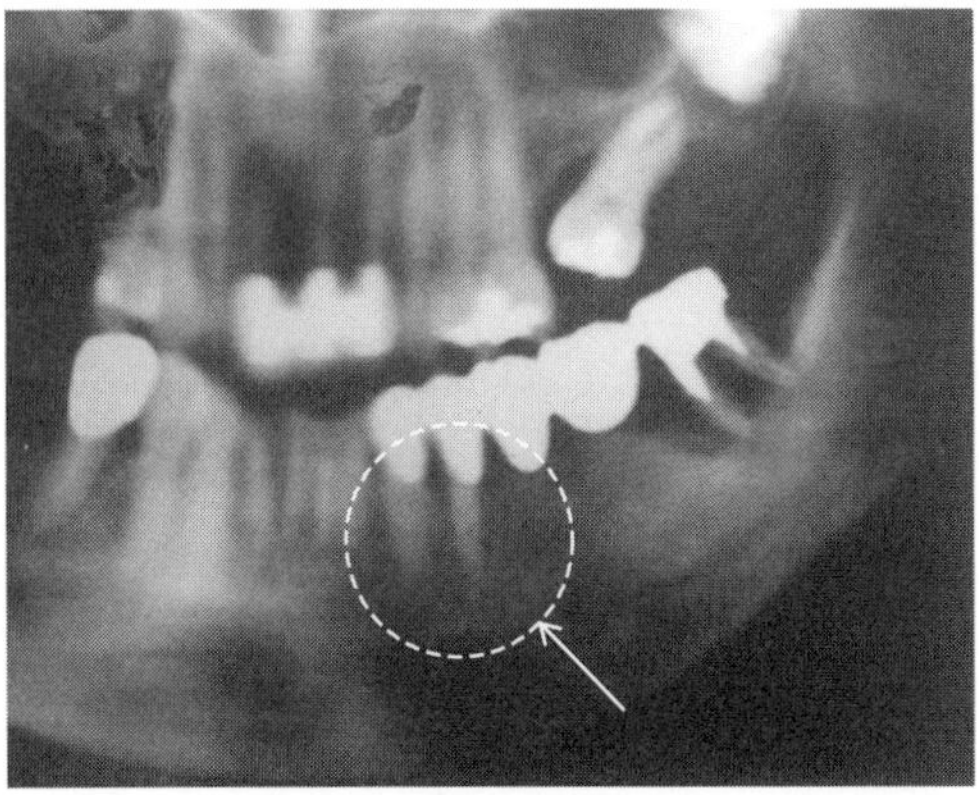

3年8カ月後の状態。歯槽骨が再生しているのがわかる

母校でアロマオイルの歯周病菌抑制効果を実験

ティートリーに歯磨き剤の大きな可能性を予感した私は、さっそく実験にとりかかることにしました。といっても、一介の歯科クリニックではじゅうぶんな実験設備がありません。学会で発表できるようなデータをつくるには、やはり大学の実験室のような環境が不可欠です。

そこで私は、思いきって母校の東京歯科大学にお願いしてみることにしました。大学の実験室というのは、常になんらかの研究に使われていますから、卒業生であるからといって簡単に貸してもらえるわけではありません。こちらの実験主旨をじゅうぶんに説明して、納得してもらわなくてはならないのです。

私が行いたいのは、精油が歯周病原性菌や虫歯菌に対し、ほんとうに抑制効果があるかどうかを確かめる実験です。

歯科もまた、現代医学の理論に立っている世界ですから、再現性とか信頼性のあるエビデンス（根拠）といった流儀が成り立ちにくいものはあまり相手にされません。天然の素材は、同じものならいつも同じ効果を発揮するという再現性の点で問題があることはわかっていました。ですから、大学が、私が確かめたいことを理解してくれるかどうか、自信がなかったのは事実です。大学の研究室では、研究成果を世界に雑誌で発表する姿勢をもつことで、協力してもらいました。

ただ、現実にティートリーが歯周病に効果があるらしいという、ちまたの臨床結果が先行している状況は追い風になったようです。幸いなことに、微生物学教室が実験室を提供し、フォローしてくださることになりました。そして、国際学会や国際雑誌で発表するということもできました。

実験には、マヌーカ（学名、Leptospermum scoparium J. R. etG.Forst）、ティートリー（同、Melaleuca alternifolia）、ユーカリラジアタ（同、Eucalyptus radiata）、ラベンダー（同、Lavandula officinalis）、ローズマリー（同、Rosmarinus officinalis）の五種類の精油を使いました。

ここで学名を記したのは、学会発表するような実験では、植物も動物もラテン語の二名法表記による学名を使用するのが国際的な約束事になっているからです。

精油のメーカーによっては、たとえば「ユーカリ」としか表記していないものがありますが、精油を抽出するユーカリ属だけでも、ほかに数種類ありますから、学名によってどのユーカリ属なのかを特定しなければなりません。メディカル・アロマセラピーの世界では、学名表記は当たり前のことになっていますが、一般にはまだそのことはじゅうぶんには知られていません。

さらにいえば、たとえば、ローズマリー（Rosmarinus officinalis）という植物は、精油に含まれている特徴成分ごとに三つのタイプに分けられています。この特徴成分のことを生理機能特性（biochemical specification=BS）といいますが、私が実験に使ったのは1・8-シネオールという名前で販売されている精油です。

精油は、フランスのフィトサンアローム社の製品を選びました。精度の高い分析書がついているということと、口腔内《こうくうない》（口の中）に用いるため食品添加物として販売されていることがその理由です。

ちなみに、マヌーカという精油はあまり聞きなれないかもしれませんが、ニュージーランドに自生するフトモモ科の植物で、小枝から精油を抽出します。

ひどい口臭を発生させる菌も対象に

まず、先に紹介した五種類の精油を使って、試験管内の実験を開始しました。

実験の対象には、ストレプトコッカス・ソブリヌス（*S. sobrinus*）とストレプトコッカス・ミュータンス（S. mutans）という二種の虫歯菌を選び、それに、歯周病原性菌として、アクチノバチルス・アクチノミセテムコミタンス（A. actinomycetemcomitans）、ポルフィロモナス・ジンジバリス（P. gingivalis）、フゾバクテリウム・ヌクレアータム（F. nuceleatum）という三種を選びました。

ただし、それぞれの菌にはいろいろな種類がありますから、各菌の一般的な菌株を何種類か用意しました。

ちなみに、フゾバクテリウムによって発生するメチルメルカプタンという臭気物質は、量が増してくるととても不快です。実験室で培養《ばいよう》されたフゾバクテリウムの試験管から発するにおいは口臭の強い方のにおいそのもので、自分自身では意外とわからないものです。このように口臭は、いろいろな場面で知らず知らずのうちに他人の気分を害していることを再確認しました。

以前聞いた話ですが、かかりつけの歯科医の口臭がきつくて、歯を治療してもらうとき、口を開けて鼻で呼吸する場面が多いわけで、拷問《ごうもん》だったというのです。この話は他人事ではありません。まして口臭抑制を推奨していくからには、私たち歯科医師が自分自身でケアし、模範を示していけるようにしたいものです。

さて、話を戻しましょう。ここで用いる精油は、あらかじめキャリアオイルで希釈《きしゃく》しました。一％、〇・五％、〇・二五％、〇・一三％、〇・〇六％、〇・〇三％、〇・〇一六％、〇・〇〇八％、〇・〇〇四％、〇・〇〇二％の一〇種の希釈オイルを準備しました。希釈するためにキャリアオイルを選んだのは、すべての実験対象の菌に対して何も作用しないことが確かめられたからです。

マヌーカとティートリーの殺菌効果が群を抜いていた

さて、肝心の実験テーマは、次の四つです。

(1)各菌に対する発育阻止（静菌）レベル

各精油が、どのくらいの濃度で菌の増殖を抑えられるかという実験です。増殖を抑えるだけで、治療に用いることができます。

(2)各菌に対する最小殺菌濃度

菌を殺せるかどうかの実験です。菌を殺すことができれば、より治療効率が向上します。

(3)歯面への付着阻止

菌が歯にくっつくことを抑えられるかどうかを実験します。菌が歯につくことを阻止できれば口腔内の健康は保たれますから、この効果はとても大事です。

(4)口腔内の細胞活性度

害になる菌を殺したとしても、口腔内の健康を保つのに必要な私たちの細胞が損傷を受けてしまっては大変なことになってしまいます。精油を使うことによって、私たちが抵抗力を失ってしまうことになります。調べた濃度では、私たちの歯肉の細胞になんら悪影響を及ぼしたり、傷害をしたりしないことがわかりました。

少し専門的になりますが、実験の結果について説明しましょう。

(1)の発育阻止濃度の結果について、表に示しました（次のページの表1参照）。

これを見ると、虫歯菌に対しても歯周病菌に対しても、マヌーカオイルがほかの精油に比べてきわめてすぐれた結果が出ています。ラベンダーとローズマリー・シネオールは歯周病菌に対して、希釈率〇・〇二五～〇・五％くらいの範囲で菌の発育を抑えています。ティートリーとユーカリラジアタは、虫歯菌に対しては一％の希釈で発育阻止ができていますが、ラベンダーとローズマリー・シネオールは一％以上でも発育阻止の効果はありませんでした。

次に殺菌レベルの結果はどうだったでしょうか。次のページの表2に示しました。

やはり、マヌーカの作用はほかの精油を圧倒していました。そして、ラベンダー以外は、〇・二五～〇・五％の希釈率でおおよそ殺菌効果を示しました。ラベンダーは、一％以上

表1　各菌に対する最小生発育阻止濃度（数値は希釈率%）

菌　名	マヌーカ	ティートリー	ユーカリラジアタ	ラベンダー	ローズマリー・シネオール
ソブリヌス					
6715	0.13	1.0	1.0	＞1.0	＞1.0
B13	0.2	1.0	1.0	＞1.0	＞1.0
ミュータンス					
JC-2	0.25	1.0	1.0	＞1.0	＞1.0
アクチノミセテムコミタンス					
Y4	0.03	0.5	0.5	0.5	0.5
ATCC29523	0.03	0.5	0.5	0.5	0.5
ATCC29524	0.03	0.5	0.5	0.5	0.5
ATCC33384	0.03	0.25	0.5	0.5	0.5
ジンジバリス					
ATCC33277	0.03	0.13	0.5	0.5	1.0
ATCC53977	0.03	0.13	0.25	0.5	0.5
W50	0.03	0.25	0.5	1.0	1.0
Su63	0.03	0.13	0.5	0.5	1.0
フゾバクテリウム					
ATCC25586	0.03	0.06	0.13	0.25	0.5
#2	0.03	0.06	0.13	0.25	0.5
#20	0.03	0.06	0.13	0.25	0.5

表2　各菌に対する最小殺菌濃度（数値は希釈率%）

菌　名	マヌーカ	ティートリー	ユーカリラジアタ	ラベンダー	ローズマリー・シネオール
ソブリヌス					
6715	0.25	1.0	1.0	＞1.0	＞1.0
B13	0.25	1.0	1.0	＞1.0	＞1.0
ミュータンス					
JC-2	0.25	1.0	1.0	＞1.0	＞1.0
アクチノミセテムコミタンス					
Y4	0.13	0.5	0.5	＞1.0	1.0
ATCC29523	0.13	0.5	0.5	＞1.0	1.0
ATCC29524	0.13	0.5	0.5	＞1.0	1.0
ATCC33384	0.13	0.5	0.5	＞1.0	1.0
ジンジバリス					
ATCC33277	0.06	0.5	0.5	＞1.0	1.0
ATCC53977	0.03	0.13	0.25	＞1.0	1.0
W50	0.06	0.25	0.5	＞1.0	1.0
Su63	0.06	0.25	0.5	＞1.0	1.0
フゾバクテリウム					
ATCC25586	0.03	0.25	0.5	＞1.0	0.5
#2	0.03	0.25	0.5	＞1.0	0.5
#20	0.03	0.25	0.5	＞1.0	0.5

※菌名の下の番号や記号は菌株の種類

でも、虫歯菌、歯周病菌ともに殺菌することはできませんでした。

ラベンダーは、酢酸《さくさん》リナレルを中心として、エステル系の成分が四〇％以上含まれる精油です。エステル系の成分は、抗痙攣《こうけいれん》作用、鎮静《ちんせい》作用、強壮《きょうそう》作用などがあります。もともと受粉のために虫を呼びよせる役割をする成分ですから、精神的なリラックスを導き出す働きがあります。

もちろん、殺菌作用や殺真菌作用があるとされるモノテルペノール類のリナロールも三〇％近く含有していますから、静菌や殺菌の効果がないわけではないでしょうが、一％以下に希釈するとその効果は期待できないようです。また、ラベンダーが生育する場所は標高八〇〇～一五〇〇メートルの高地ですから、菌そのものが少ない環境です。そういう植物ですから、ティートリーなどと比べて殺菌力が強くないことはうなずけます。

バイオフィルムを阻止できる可能性が示された

前述しましたが、プラークは複数の菌種から構成されるバイオフィルムとしてとらえられています。

歯周病の予防においては、菌が歯面へ付着するのを防ぐことが重要です。そこで、細菌培養プレートを用いて、ミュータンス菌とジンジバリス菌の歯面への付着に対する精油の阻止効果を調べました。

四つのテーマの実験のうち、このテーマはとても重要です。なぜなら、口腔内に浮遊している虫歯菌や歯周病菌が歯面にくっつきさえしなければ、バイオフィルムの形成も増殖・進行も遅らせることができるからです。

このバイオフィルムは、細菌が薬剤などから身を守るために形成されます。とくに歯周病菌は酸素を嫌う性質があるため、酸素が少ない、歯と歯茎の狭いすき間でさかんに増殖し、歯茎の炎症を引き起こします。適切な処置、すなわち、セルフケアのブラッシングとメカニカルケアのスケーリングを行わないと、このバイオフィルムはどんどん巨大化してしまうのです。

実験で用いた二つの菌は、いったん歯面に付着すると簡単に洗い流すことはできず、機械でこそぎ落とさなければ（スケーリング）ならないほど頑固です。もし精油の力でこれら二つの菌の付着が阻止できることが確認できれば、初期のバイオフィルム対策としてすばらしい発見となります。

実験の結果を次のページの図3に示しました。試験管上では、ティートリーとマヌーカが細菌の歯面付着阻止に有効であることが明らかになりました。

図3　歯面への付着阻止度

◎ ミュータンス

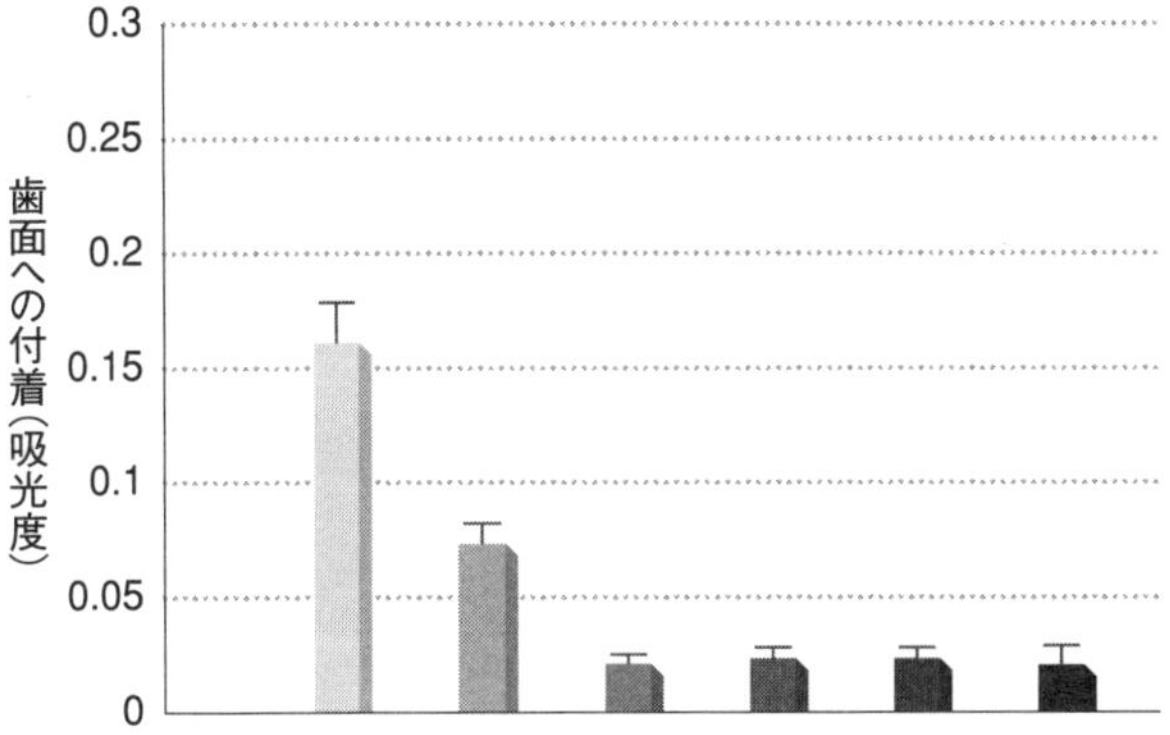

◎ ジンジバリス

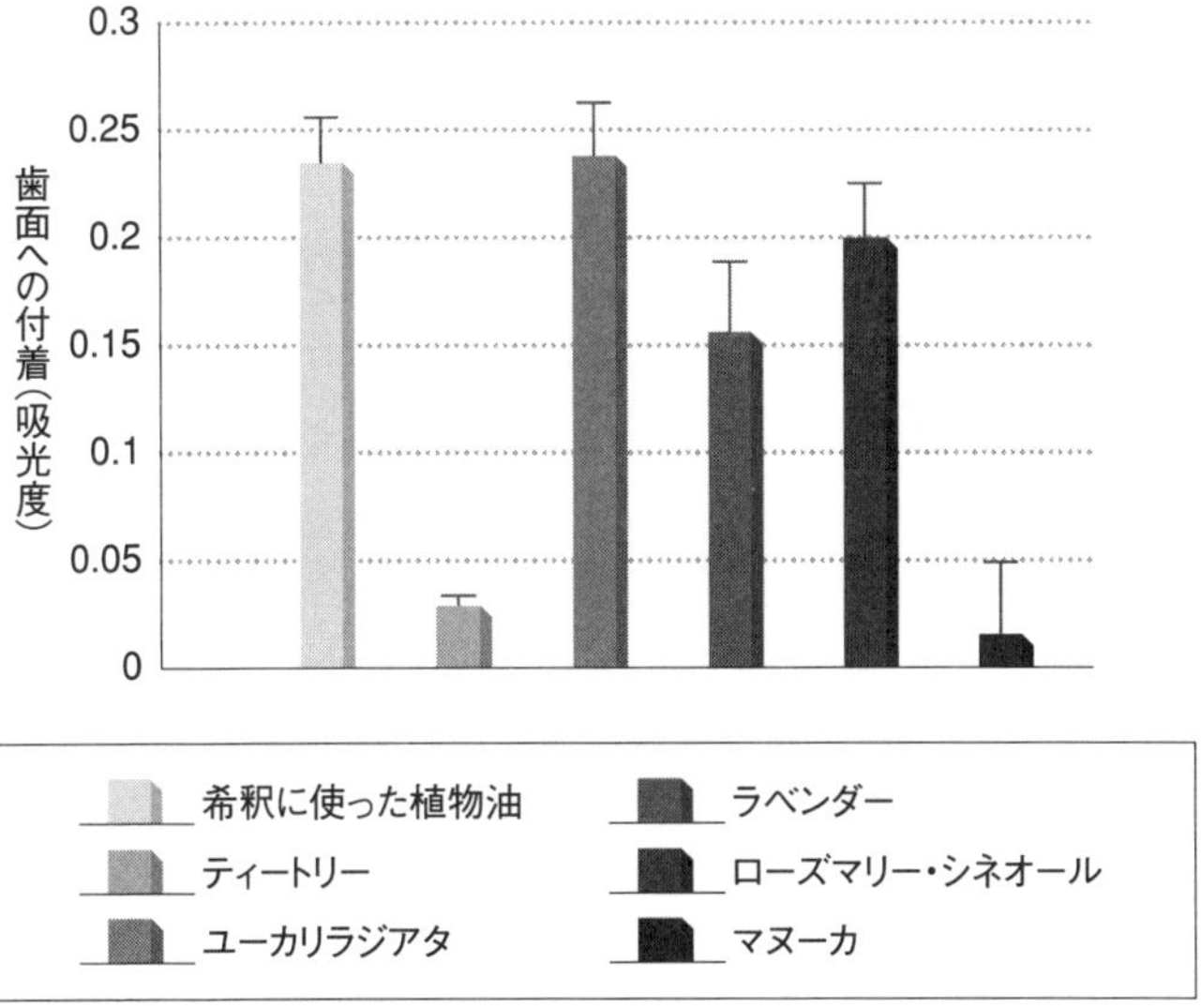

常在菌を殺してはよくない

母校、東京歯科大学微生物学教室での実験結果から、アロマオイル、アロマオイル配合の歯磨きクリームを使うことによって、口腔内の環境が安定し、結果的に一本でも長く歯を残すことの助けにつながるという期待が持てるようになりました。静菌、殺菌の効果はじゅうぶんに認められ、それればかりか、バイオフィルムの初期の形成を阻止する効果までが見通せるようになったのです。

抗菌剤としての切り札である抗生物質は、殺菌効果が高いため、常在菌までやっつけ過ぎて、体内の菌のバランスを崩してしまいます。そして、その結果、カンジダ・アルビカンスなどの真菌を活性化させ、具合が悪い状態を招いてしまいます。ちなみに、ひところ、歯周病の治療として抗真菌剤が使われたのもそのためです。

アロマオイルの場合も、常在菌を全部駆逐してしまうようでは困ります。そこで、アロマオイルを使ったあと、組織がどの程度活性を保っているかについて調べてみる必要がありました。アロマオイルが常在菌の活動を脅かさなければ、しめたものです。免疫力が低下している人でも安心して使えるからです。

図4　精油が組織の活性をどの程度維持するかの実験結果

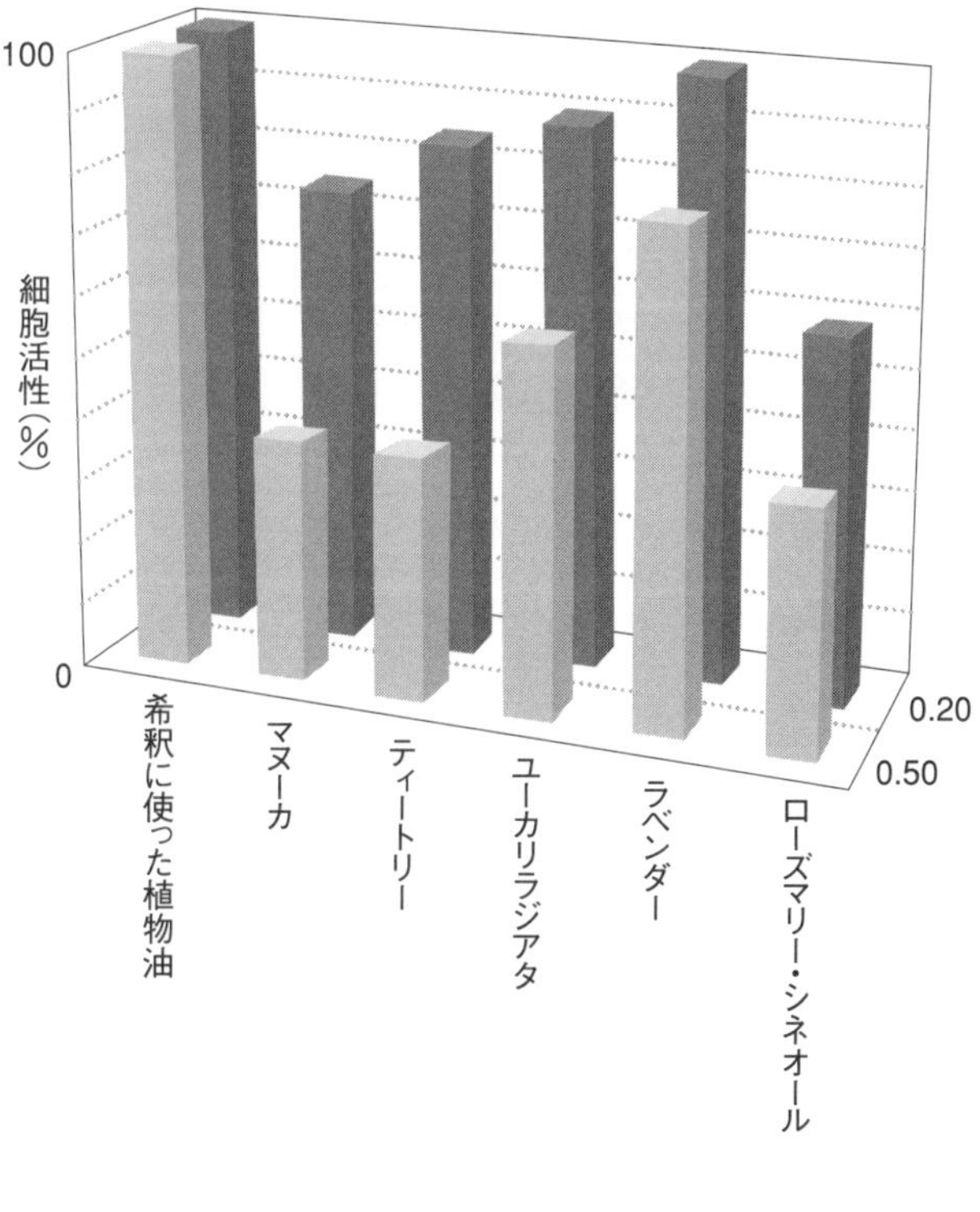

その結果を、前のページの図4に示しました。各アロマオイルの希釈率は、〇・二%と〇・五%で行いました。〇・五%では、ラベンダーとユーカリラジアタ以外は、組織の活性を低下させてしまうことがわかりました。しかし、さらに濃度を下げた場合、〇・二%では、ローズマリーがやや劣るものの、ほかのアロマオイルでは六〇%以上の活性を保つことができたのです。精油は歯磨き剤の材料としてじゅうぶん使えそうだと、確信した瞬間でした。

現在、わが国では、歯磨き剤の香料としてアロマオイルを使う場合、一%以下の配合(率)に定められています。この実験での結果では、安全に使える濃度はその範囲内であったことから、歯磨きクリーム開発の道が開けたのです。

マヌーカへの期待

今回の実験には、フィトサンアローム社製の五種類のアロマオイルを使いました。そのうち、ティートリー、ローズマリー・シネオール、ラベンダー、ユーカリラジアタは、青木澄男先生が開発された歯周病予防ローション(歯肉マッサージローション)を構成している材料です。

また、マヌーカは、兵庫県の野崎豊《のざきゆたか》医師が、注目に値する殺菌力を持っていると、私に教えてくれたアロマオイルでした。マヌーカについては、ある女性歯科医師がカンジダ・アルビカンスという菌や歯周病菌に対して使っていることをすでに知っていましたので、マヌーカに強く興味を持ちました。

その女性歯科医師がまとめた文献には、「マヌーカは毒性が少ないため、口腔内で使用しても問題がない。今後期待できるニュータイプの精油であろう」と書かれてありました。

そして、そのことを裏づけるかのように、ニュージーランドに留学していたという患者さんが、ハチミツにマヌーカエキスを混ぜたマヌーカハニーという食品のことを教えてくれました。ニュージーランドではどこの家庭にもこの食品を置いていて、口内炎やちょっとした切り傷に塗ったりするといいます。ちなみに、最近、近くの商店街のみそ屋さんで、このマヌーカハニーが置いてあることをスタッフが見つけました。

その後、兵庫県でハーブ園を経営されている方にお会いし、マヌーカについていろいろと教えていただきました。二〇年ほど前にニュージーランドの農家に滞在して、たくさんの種類のハーブについて勉強された福岡さんという方です。

もちろん、試験管内の実験の結果と臨床効果は必ずしも一致するとは限りません。すでに歯肉マッサージローションの効果を歯周病治療の現場で確認し、その威力を確信し、使用を続けている私は、含有されている四種類の精油を必ず参考にすること、またその濃度は大学での実験結果に基づくことを提案しました。

そして今回、ほとんど知られていないにもかかわらず、実験上では効果の面で群を抜いていたマヌーカという精油を中心にブレンドを考えることにしました。

あとは、薬剤師さんたちがアロマオイルの力が発揮されるよう、歯磨きクリームとして余計な薬剤を排除し、製品の完成に向けて進めばいいわけです。こうしてようやく、理想の歯磨き剤が現実になるかもしれないというところまで到達しました。

最近は女性歯科医師がふえてきて、アロマセラピーを勉強したいという方が多いようです。他の大学でも私が実験に用いた以外の精油の抗菌活性について発表がありました。今後ますます多くの精油が歯科医療の現場で使用されていくことでしょう。

歯のバリア「ペリクル」

平成十一年に初めてアロマオイルと出合った私は、アロマオイルが口腔内環境を整えるためにどの程度の抗菌性を示すかについて、今も臨床現場で確認し続けています。

歯科医院でメカニカルにクリーニングして、研磨された歯の表面は、すみやかにペリクルというもので覆《おお》われます。ペリクルとは、唾液《だえき》の糖たんぱく質で、細菌の直径にも満たない非常に薄い膜です。厚い部位でも一ミリくらいで、ブドウ球菌や連鎖球菌の直径の半分程度です。

このペリクルは、歯を保護する役割を持っており、酸がエナメル質やセメント質に直接影響を与えないように、バリアとしての作用を持っています。

たとえば、抜いた歯を研磨して乳酸飲料水に入れておくと脱灰《だっかい》（カルシウムが抜けていくこと）が起きてしまいますが、口腔内ではそう簡単には脱灰しないという事実からも、ペリクルが私たちの歯を守ってくれていることが理解できます。

その反面、ペリクルは口腔粘膜上皮《じょうひ》や舌背《ぜつはい》（舌の裏側）の菌の付着を誘導します。初期には、付着する菌が増殖する菌よりも多いのですが、唾液が菌を物理的に洗い流してくれます。唾液には抗菌物質であるリゾチームやラクトフェリン、ペルオキシターゼなどが含まれ、それらが働いて、細菌の増殖を簡単には許しません。

さらに、唾液中には免疫抗体ＩｇＡも含まれていて、菌の付着を抑えるように作用していますし、歯肉溝に滲出《しんしゅつ》する体液中の白血球やＩｇＧ、ＩｇＭおよび補体《ほたい》成分が菌の増殖を抑えるように働いてくれるのです。

ところが、いったん歯面に付着して離れなくなった細菌は、ゆっくりと分裂を始め、八時間ほどかけて集落を形成し、その後は爆発的にふえ、成長・発育します。一般的には、これが四八時間続くといわれています。ブラッシングを怠ったり、あるいはブラッシングを行っていても磨き残しがあったりしてプラークコントロールができずにいると、五日目くらいで成熟したプラークとなります。

あっという間に、プラークが増殖してしまうのです。それに対して、アロマオイルやアロマオイル配合の歯磨きクリームは、どのステージにおいて、どの程度手助けできるのでしょうか。細菌を集団にさせないよう、何かいい働きをしてくれなければ意味がありません。なぜなら、いったん集団になったら、物理的に取り除かないと絶対に無理だからです。

その疑問に対して答えを出し、アロマオイルやアロマオイル配合歯磨きクリームの位置づけを実験データによって明確にしてくださったのが、私が尊敬する東京歯科大学微生物学教室の奥田克爾《おくだかつじ》教授と加藤哲男《かとうてつお》助教授でした。

香りと味の問題を克服

私と薬剤師二人の計三人の女性で開発したアロマオイル配合の歯磨きクリームは、厳密にいうと、マヌーカ、ティートリー、ラベンダー、ミント、ユーカリラジアタ、ローズマリーの六種類のアロマオイルを配合しています。

アロマオイルの薬効成分については、歯磨き剤として前例がないため、開発をともにした薬剤師さんらは、一二〇本ものサンプルを作りました、今までに歯磨き剤の作製に二度かかわったお二人でしたが、いちばん苦労したのは、香りの問題でした。

どんなに内容がよいとされている製品であっても、日々使用するものですから、気持ちよいという感触とともに、香りはとても重要になってきます。

マヌーカは単体ではとてもいい香りというより、むしろ少し抵抗のある香りでした。なかには大丈夫という人もいますが、単体で数人の患者さんに使用していただいた際、全員にNGといわれました。

濃度内で配合を少しずつ変えて作ったサンプルの中に、そのマヌーカのにおいが感じられず、むしろマイルドなものが数本あったのです。香りの変化に驚いたことと結果的には予想以上にいい仕上がりとなったのは、まさに香りの神秘です。

このように、私たち開発側で満足したものを多くの方にサンプルとして使っていただきました。夜に使用し、朝の起き抜けの歯を舌でさわってもらうと、ツルツルした感じが持続しているという回答が圧倒的でした。口の中がさっぱりとすることは、一日の始まりとしてはとても気分のよいことだと思います。

臨床現場では、染め出し（デンタルプラークのチェック）を行って経過を観察すると、定期的にクリーニングを行うとき、汚れがたまりづらくなっていく方が多く見られ、とてもいい傾向にありました。

そんな自信作でしたが、一人の大先輩に使用していただいたとき、「味がいまいちだね。甘みを調整してみたらどうか」といわれました。「いいね」といってくれると思っていた先輩からの言葉に大変ショックを受けました。

ところが、その後、わざわざ電話で、

「この前の味の件だけど、大変親しくしている女性の患者さんに使ってもらい、味がよくないだろうと問いかけたら、『甘ったるくない、この味がとてもいいのよ』といわれたんだよ」

と報告してくれました。さらにご自分でも再度使用し始めたら、病《や》みつきになってきたともいってくださいました。私も「ご評価、ありがとうございます。開発にかかわったメンバーにそのことをすぐ伝えます」といって電話を切りました。

うれしさとともに力が抜け、この女性の患者さんに感謝せずにはいられませんでした。伺うところによると、この女性、初代のロンパルームのお姉さんだそうです。

今回は身近な患者さんにいわれて、再度使い続けてくださるうちによさに気づいていただくことができました。でも、この指摘は、人それぞれ感覚が違い、とりわけ味覚は個人差が大きいことを教えていただき、とてもよい教訓になりました。

この先、また新たな精油を加え、バージョンアップするときが来るかもしれません。そのときはまた、この方にいちばんに評価していただきたいと思いました。

界面活性剤を使用しないアロマオイル配合の歯磨きクリームが誕生

一般の歯磨き剤は界面活性剤や研磨剤を配合していますが、私は研磨剤の不使用にこだわりました。ですから、患者さんの歯面の汚れを観察し、話し合いを持ちながら、どうしても必要な場合は一週間に二度くらい研磨剤入りのものを使用していただいているケースもあります。また、フッ素の必要性を感じた場合は、研磨剤の入っていない〇・四％フッ化第一スズを合わせて使用していただいています。

さて、界面活性剤ですが、主として発泡剤として使用されます。歯磨き剤は、研磨剤、発泡剤で汚れを落とし、汚れを再び歯面に付着させないようにするという仕組みになっています。その際に役立つのが界面活性剤で、歯を磨いたあとにさっぱりするというのは、この成分のおかげなのです。とくにラウリル硫酸《りゅうさん》ナトリウムなどの合成界面活性剤を使用すると簡単にきれいな泡が立ち、磨いたあとのさっぱり感も増します。

しかし、合成界面活性剤は、口内炎など口腔内に炎症がある場合、しみたりしますし、また、ドライマウスの人には刺激が強すぎます。それに比べて、アミノ酸系の界面活性剤は泡立ちが若干劣りますが、刺激はほとんどありません。

一般的に界面活性剤というとよいイメージがないようですが、製造工程において、水に溶ける成分と油に溶ける成分を融合させるのに一役買っていたりと、歯磨き剤にとっては汚れを洗い流すうえで必要不可欠なものなのです。

研磨剤には、歯を磨くという役割のほかに形を保つ、つまり、ペースト状という剤形を保つ役割があります。しかし、研磨剤はエナメル質をすりへらすので、使用しないことにしました。そこでペーストの形を維持する役割を、結晶セルロースに求めました。

使用しているアロマオイルが静菌、殺菌効果がすぐれていることは、先に実験の結果を紹介しました。また、使用しているアロマオイルのうち、ティートリー、ラベンダーに関しては、そのにおいをかいだときよりも一五分たったころに、唾液中の分泌型ＩｇＡが増加し、免疫活性が高まることを、京都薬科大学代謝分析学教室の桜《さくら》井《い》弘《ひろむ》教授に教えていただきました。脳波の実験においても、リラックス効果にも一役買うというデータを見せていただきました。

このことからも、アロマオイル配合の歯磨きクリームを使ってのブラッシングは、一日の至福の時間といっても過言ではないと思います。

桜井先生の実験の中で、状況が違うと同じ効果が得られないこともわかりました。この実験の対象者は薬学部に通っている学生で、進級試験近くに行った実験のとき、それまでリラックス効果として活躍していたはずの精油のにおいも残念ながら役立たないというデータのばらつきがありました。目前にある進級という壁を越えるための状況をストレスととらえている学生たちにとって、自分自身で精一杯行う努力しか解消する方法はないわけです。この場合は、どんな結果であれ、達成感がリラックス効果につながるとしか考えられないのでしょう。これは、実験結果がまったく予測できない人間の脳のおもしろさではないでしょうか。

この歯磨きクリームは、すでに一部のショップで販売されています。また、多くの歯科医師に評価され、三五〇施設の歯科医院で扱っています。参考までに、巻末にその一部の歯科医院（地区別の代表医院）を紹介しておきました。

ちなみに、この歯磨きクリームをとても評価してくださった歯科医師の一人が、この歯磨き剤に合った歯ブラシを開発してくださいました。

歯面や歯肉に対し、ソフトタッチで歯磨き剤をはけで塗っていくような感じで使用していきます。するととても気持ちよく、においをかぎながら自然にいつもより長時間ブラッシングを行ってしまいます。その後、舌で口の中をさわると、歯のツルツル感と歯肉の締まり具合がとてもよく、気分が爽快《そうかい》になります。一度はお試しいただき、自分のケアに合っていると思われたら、継続してお使いください。なんといっても、歯周病予防の基本は、ブラッシングですから。

歯周病の治療に用いられるようになった

私が歯周病の患者さんにアロマオイルの歯磨きクリームを使用した例を紹介しましょう。

その患者さんは五十五歳の男性で、平成十五年十二月に初めて診察に見えました。その数年前から、ウミと出血に悩まされ、歯科医院に通院して歯石を定期的に除去してもらうとともに、セルフケアとして毎日のブラッシングに励んできたといいます。

しかし、それをくり返しても、いっこうに症状は変わりません。むしろ歯周病は進行していって、以前よりも歯がグラつくようになり、それが気になって、ブラッシングも怖くて積極的にできなくなりました。そういう状態で、私の歯科医院へ診察に来られました。

診察したところ、歯周病はかなり深刻な状態でした。口腔内を診察したあと、初めに細部のスケーリング（歯石の除去）を行いました。汚れが残っていると、精油は思うように効果を発揮しません。そのことを、当時すでに実験を行って確認していたので、まず歯石を完全に除去したのです。

年を越して三月まで、診察のたびに歯周病予防ローションを歯周ポケットや歯と歯肉の境目に塗布しました。同時に、自宅でのセルフケアとして、アロマオイル配合の歯磨きクリームを活用してもらいました。

この歯磨きクリームを使ってブラッシングするとともに、指の腹に歯磨きクリームをつけて歯茎をマッサージしてもらいます。三度の食事のあとと就寝前の一日計四回です。

歯がグラグラしているので、初めのうち、本人はこのセルフケアを行うのに、おっかなびっくりのようでしたが、徐々に慣れていき、次第に力を入れてマッサージできるようになりました。

四月から八月まで、セルフケアとして一日二回、アロマオイルの歯茎への塗布と、アロマオイルの歯磨きクリームを使った歯茎マッサージを行ってもらいました。

この結果、九月上旬に来院したときには、気になっていたウミと出血が完全に止まり、以前はブヨブヨしていた歯肉が硬く引き締まってきたのです。

こうして約九カ月の治療の結果、治癒《ちゆ》の方向へ向かい始めました。その後も治療とセルフケアを続けていますが、大切な歯を抜かないですんだのは何よりでした。患者さん自身がアロマオイルの歯磨きクリームと歯周病予防のローションの両方の効果を自覚し、このケアを毎日継続したことで、今回の好結果につながったのです。

なかには、品物を持っているだけでその気になってしまい、継続できないで、歯肉の締まりがあと一歩という人もいらっしゃいます。この患者さんのような地道な継続力を見習いたいものです。

軽度の歯周病ならアロマオイル配合の歯磨きクリームだけで改善

軽度の歯周病なら、このアロマオイル配合の歯磨きクリームを使ってブラッシングをするだけで改善できます。二十八歳の男性は、次のように体験を語ってくださっています。

◆歯茎から出血しなくなった

「僕は、歯茎が切れやすく、歯を磨くとよく血がにじみます。いちおう、薬局で歯茎にいい歯磨き剤を選んでいるつもりでしたが、歯茎によくても汚れが落ちていない感じがします。

それがアロマにはまっている友人に勧められて、アロマオイル配合の歯磨きクリームを購入しました。毎日これでブラッシングするようになったところ、ほんとうに血が出なくなったので驚いています。歯にツヤも出たし、とても気に入っています」

◆デンタルプラークがたまりにくくなった

また、三十二歳の女性は、こう述べています。

「以前より、フィトサンアロームのエッセンシャルオイルを使っていました。フランスへ行ったとき、エッセンシャルオイルはどの薬局にも置いてあります。町の人が薬剤師さんに何やら相談しながらオイルを選んでいる様子を見て、自然療法としてのアロマオイルが根づいているのだなぁと感心してしまいました。

そのフィトサンアロームのオイルを使用した歯磨き剤が日本で開発されたと聞き、とくに口の中の悩みは持っていないけれどさっそく試しました。もっと容量が多い製品があればいいと思いますが、歯がツルっと仕上がるし、デンタルプラークがたまりにくくなったので重宝しています」

◆歯肉がキュッと健康的になった

歯茎が引き締まったという声もあります。

「歯茎がなんとなくブヨブヨしていたのが、キュッと健康的になった気がします。色もきれいなピンク色になりました」（五十二歳）

65歳の女性の改善例

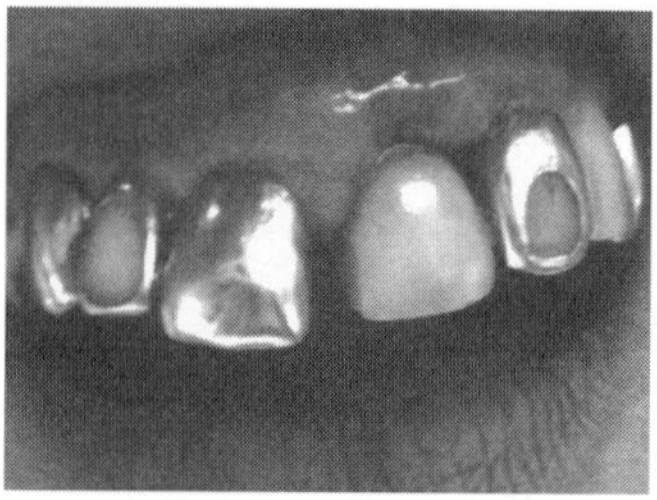

初診時。他の歯科医院で「この歯周病は治らないから、
抜歯して総入れ歯をする」といわれた前歯の歯茎の状態。

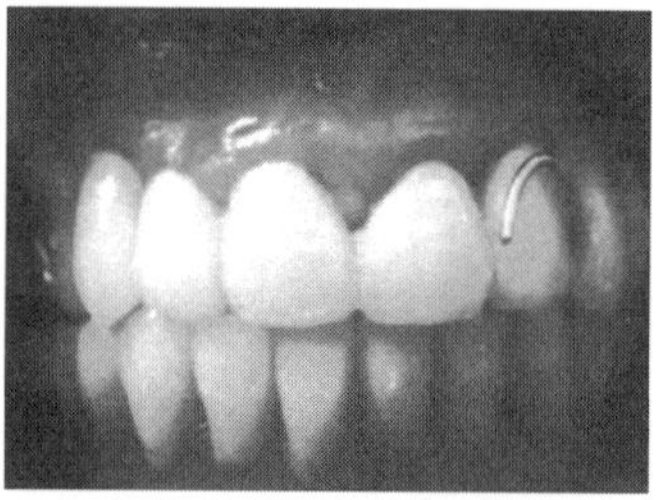

4カ月後。治療とケアによって歯茎が締まったので、
1本だけ抜いてブリッジを施したところ。歯茎の状態は良好になった。

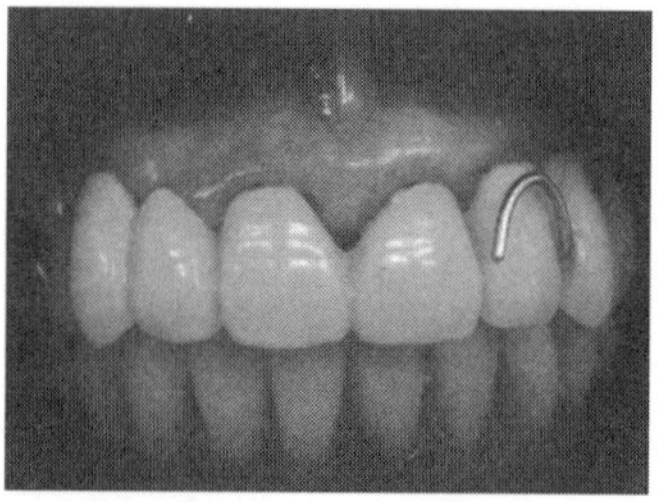

さらに3カ月後。自分でケアを行って3カ月がたった定期検診のとき。
歯茎の状態はすこぶる良好になった。

40歳の女性の歯茎の変化

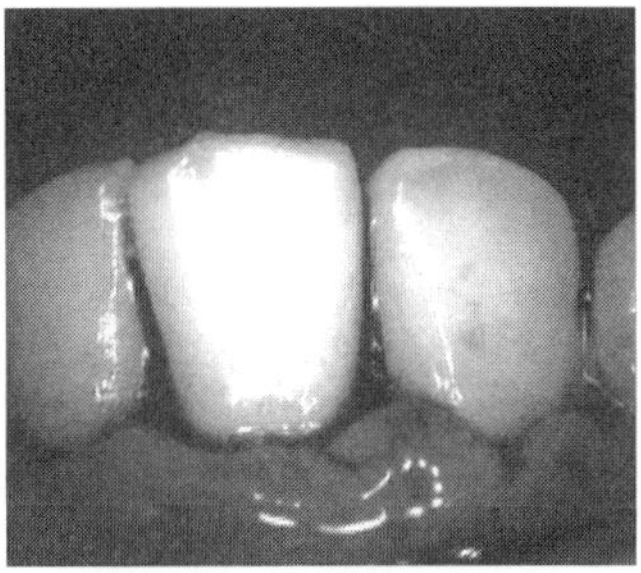

初診時の下の前歯の表面。
出血が見られる。

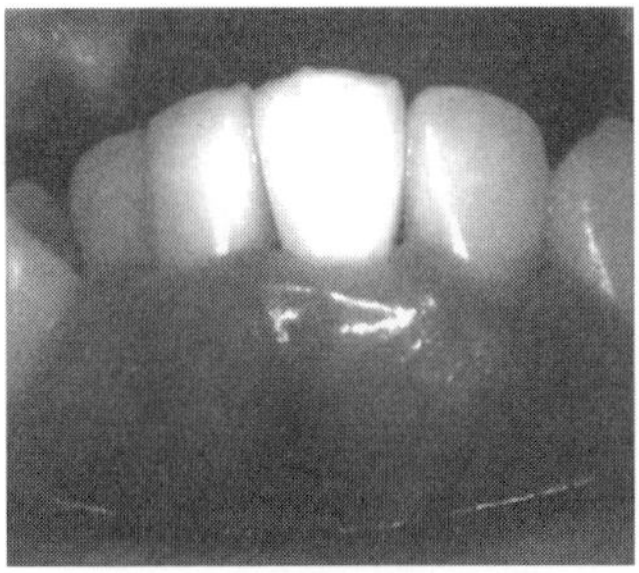

ケアをして1週間後の状態。
歯肉は締まっている。

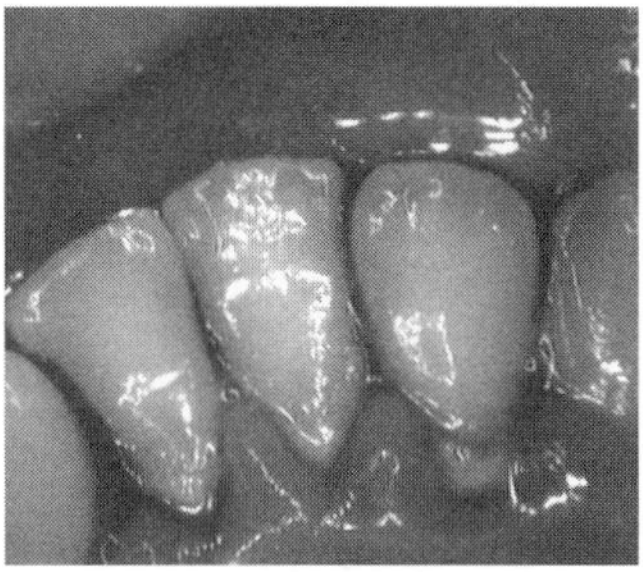

初診時の下の前歯の裏面。
歯茎の腫れが目立つ。

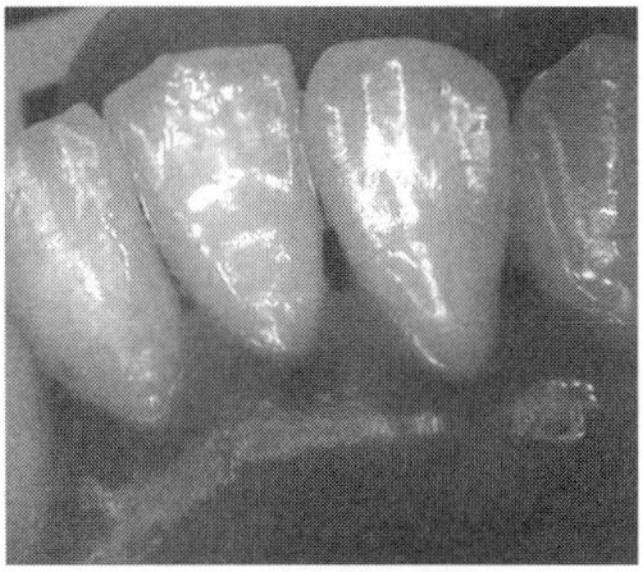

ケアをして1週間後の状態。
歯茎はきれいに改善。

部分入れ歯はなぜ必要なのか

歯周病や虫歯などが原因で歯を失ったら、部分的に入れ歯（義歯《ぎし》）をつくるのが歯科医療の常識です。たとえば、上の奥歯三本を失ったら、そこに義歯を装着します。ところが、抜けたままにして義歯をつくらない人がいます。また、せっかく義歯をつくっても、めんどうだからとか、ものを食べるときはかえって不便だといったりして、あまり装着しない人も少なくないようです。

歯科医師からすれば常識ですが、義歯を装着することには、口腔の健康を保つうえで重要な意味があります。自分の歯を失うと、食べ物を噛めなくなったり、発声に支障をきたしたりします。そのため、部分的に義歯を装着して、それらの機能を補完することが必要です。

また、義歯を装着することは、もう一つ重要な意味があります。なぜなら、義歯を使わないと、抜けた歯の両隣の歯に負担がかかって、それらの歯が早くダメになってしまうし、あごの骨がやせて歯肉も落ち、顔の形も変わってくるからです。

このように、義歯を装着することには、口腔の健康や機能を保つうえで重要な意味があるのですが、一般の人は、意外なほど、そのことを認識していません。

義歯も自分の歯と同じように磨くことが大切

患者さんのデンタルプラークと、入れ歯の汚れ（デンチャープラーク）を、カンジダ培《ばい》地《ち》でそれぞれ培養して比較、観察したことがあります。

すると、デンタルプラークよりもデンチャープラークのほうが早く陽性を示しました。これは、デンチャープラークのほうに真菌類が多いことを表しています。

デンチャープラークの主な成分はカンジダ・アルビカンスなどの真菌類です。すなわち真菌類、バイオフィルムが入れ歯の汚れの原因です。頑固にへばりついているので、ブラシで除去する必要があります。

また、ふだんからきちんと洗浄し、一見ピカピカに見える義歯でも、歯の汚れを染め出す液をつけて調べると、表面も内面も細かいところに汚れがついていることがよくわかります。

義歯の清掃については、歯ブラシでざっとこすって水で流して洗い、入れ歯洗浄剤を入れた水の中に保存しておくという人が多いようです。

義歯は、口から出すことができる自分の歯であると考え、清潔に保つためにも歯と同じように磨くことが求められます。

入れ歯の人のケアにも最適

アロマオイルの歯磨きクリームは、義歯の清掃にも最適です。配合されている精油のうち、たとえばティートリーは、真菌の増殖を抑制する作用があります。

研磨剤を使わず、賦形剤《ふけいざい》（薬剤などを形成するための物質）として結晶セルロースを使っているため、義歯の表面を傷つけず、においもよいので、この歯磨きクリームを使って磨くと装着したときに爽快感があります。入れ歯のある人は、ぜひ試していただきたいと思います。

入れ歯の不具合の解消に有効なマッサージ

入れ歯は、歯茎を覆うように装着する形になっていますから、長時間装着すると歯茎に跡《あと》がつくものです。といって、まったく跡がつかないような入れ歯なら、それはゆる過ぎるということで、装着していて、簡単に外れてしまうでしょう。ですから、長い時間装着していて、うっすらと跡がつくのは、仕方がないことではあります。

ところが、なかには、跡が深くついている患者さんを診《み》ることがよくあります。そういう患者さんを診るたびに、入れ歯の下部で毛細血管やリンパ管を圧迫し続け、流れが悪くなって不具合を起こしているのではないだろうかと心配になってしまいます。

たとえば、スラックスのベルトをきつく締めていると、ウエストに食い込んで跡がついてしまいます。ベルトを外せばやがて跡は消えてしまいますが、もしそういう状態でずっと着用し続ければ、食い込んだ部分は線が入ったように消えない跡として残ってしまうでしょう。入れ歯によって歯茎に跡がついているのは、たとえればそういう状態です。

口の中の入れ歯の跡を自分で見るのは困難ですが、痛みなどなんらかの症状がなければ、あまり気にしないのでしょうか。けれど、毛細血管などが圧迫され続ければ、歯肉にじゅうぶんな酸素や栄養が行き渡らなくなりますから、組織が弱くなり、抵抗力も衰えてしまいます。

血液やリンパ液の流れをよくするには、アロマオイルの歯磨きクリームをつけて、粘膜をマッサージする方法が有効です。微小な毛細血管の血液循環を促し、炎症を抑えたり、粘膜を再生したりする作用がある精油を配合しているからです。

　義歯を装着していて、義歯の跡がつく場合、跡がついている部分を含めて周辺の歯茎を、指にアロマオイル配合のクリームやローションをつけて、マッサージします。すると、少々の食い込み跡の不具合はすぐに解消できます。

三カ月に一度、スケーリングを受けて歯石を除去することが必要

　デンタルプラークは、歯肉縁上と歯肉縁下のものに分けられます。歯肉縁上のデンタルプラークは、肉眼で観察することができます。デンタルプラークはバイオフィルムを形成して、集団で免疫に対抗し、繁殖していきます。

　デンタルプラークが石灰化し、歯面に接着したものが歯石です。プラークが石灰化するスピードは速く、約二週間程度です。しかし、それが歯石になるには普通、一カ月くらいかかります。歯石の本体はデンタルプラークで、歯石もまたデンタルブラーク同様、歯肉縁上のものと歯肉縁下のものに分けられます。

　ある研究によると、歯肉縁上にデンタルプラークが少ない人では、歯肉縁下のデンタルプラークも少ないことがわかっています。

そして、目に見える歯肉縁上のデンタルプラークを除去すると、歯肉縁下のデンタルプラークもへってきます。このことから、日々のブラッシンングによって、デンタルプラークの付着を防ぎ、また、付着したデンタルプラークを除去することが歯周病の予防や悪化予防に有効であり、求められるとわかります。

しかし、歯石は、ブラッシングで取り除くことは無理で、歯科でスケーリングを行うことによって除去できます。

歯科でスケーリングを行って歯肉縁上と歯肉縁下の歯石を除去すると、その効果がどの程度の期間続くかについて調べた研究があります。スケーリングを行って歯の表面をきれいにしても、戻ってくる細菌が再び歯石をつくることが明らかになったのです。

また、歯肉縁上の歯石のみ、スケーリングを二週間ごとに行ってデンタルプラークを取り続け、スピロヘータという細菌の増殖する量を調べました。その結果は、スピロヘータの増殖が七分の一に抑えられたのです。

以上の実験結果から、一二週間、つまり三カ月に一度、歯科医院でスケーリングを受けることが必要だという答えが導き出されます。言い換えると、毎日ブラッシングを行って、そのうえで三カ月に一度、定期検診を兼ねて歯科医院でスケーリングを受けることこそが、まさに歯周病予防につながるわけです。

このことが明らかになって、私は歯周病の患者さんたちに、歯科での専門的な治療が終わったあとも、目に見えない口の中の変化とリスクを考慮し、三カ月に一度はチェックをするという意識を持ってほしいと必ずいっております。どうしてもその時期、事情があって来院できない場合もあるでしょう。しかし、この意識があれば、その後も検診を受けないでそのままほうっておくということは少なくなります。

私は、次はいつごろ来院したらいいかと訪ねられたとき、年一回、お誕生日のころを目安にしてください、といってきた二〇年間を深く反省しました。デンタルプラーク細菌は常に仲間をふやそうとしています。三ヶ月ごとにチェックする必要があります。

歯周病はデンタル・アロマセラピーで予防・改善できる

歯周病は、デンタル・アロマセラピー（アロマセラピーを用いた歯科医療のことを、私はこのように呼んでいます）によるセルフケアで予防・改善することができます。もちろん、歯科医院での専門的な治療が必要ですが、治療を終えたあと、アロマオイル配合の歯磨きクリームと歯肉マッサージローションを使ってセルフケアすることによって、悪化しないようコントロールできるのです。

ただし、前述したように、無理のない生活リズムの中で行うという意識を忘れないでください。つい最近来院した患者さんも、長い間よい歯肉の状態をキープしていたのに、数日続いた睡眠不足と疲労で歯肉が赤く腫れ、出血と排膿が見られるようになりました。こんなにすぐに弱点部分に影響が出てしまうのだということを、身を持って体感し、じゅうぶんな睡眠と、ていねいな歯肉マッサージを含めたブラッシングをするよう、指導しています。

患者さんも私自身も、納得のいく元の歯肉の状態に戻ることを願っています。おそらく次回には笑顔で来院してくださることと思います。

実際、私の医院では、歯科での歯周病の治療を行うのと平行して、これらの手段でセルフケアを行い、治療が終わったあとも同じように、患者さん自身にセルフケアを続けていただき、それによって歯茎がよい状態にコントロールできているケースが多数あります。

上手なブラッシングの仕方

虫歯や歯周病の予防に日々のブラッシングが大事という知識が広まり、毎日の歯磨きは常識になりました。しかし、デンタルプラーク細菌がよく取れる磨き方をしているかというと、意外にそうでもありません。その背景には、正しいとされるブラッシングが変遷してきたという理由もあるでしょう。

では、どのように磨けばよいのでしょうか。ポイントを次に挙げます。

(1)歯の表面は、歯ブラシの柄の先のほうを持って、力を入れないで、歯ブラシを細かく動かします。その際、ゆっくりと縦長の楕円を描くようにブラッシングしましょう。強い力で磨くと、歯茎を傷つけ、出血し、炎症を引き起こします。汚れを取るためには強く磨けばいい、という考え方が間違っているのです。

(2)歯の側面は歯ブラシを縦にして磨きます。歯ブラシを横にして磨く人が多いのですが、それでは一本一本の歯の側面はほとんど磨けません。歯ブラシを縦にして、上下に動かし、一本ずつていねいに左右の側面を磨きます。

(3)歯の裏側は、歯ブラシを九〇度に傾け、歯ブラシのかかとの部分で磨きます。かかとの部分を使うのが、裏側の汚れをうまく取るコツです。

アロマオイル配合の歯磨きクリームは、ブラッシングだけでなく、これを使って歯肉のマッサージをすると、歯周病の予防や改善になお役立ちます。方法は、後述の歯肉マッサージローションを使ってのマッサージと同じですから、そちらを参照してください。

なお、ブラッシングするとき、口を閉じて行うと、唇力《くちびるりょく》（唇を閉じる力のこと。くわし

上手なブラッシングのやり方

❶ 歯の表面

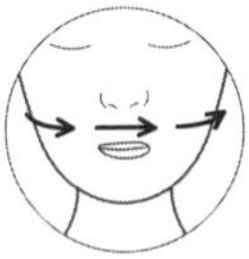

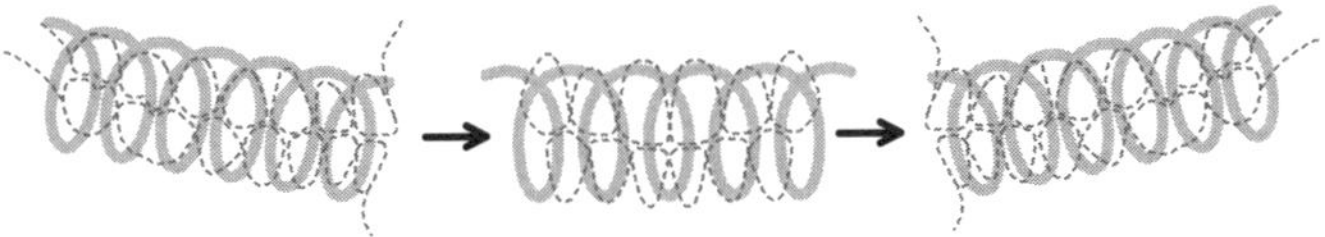

歯ブラシをやさしく縦長の楕円を描くようにブラッシングする。

❷ 歯の側面

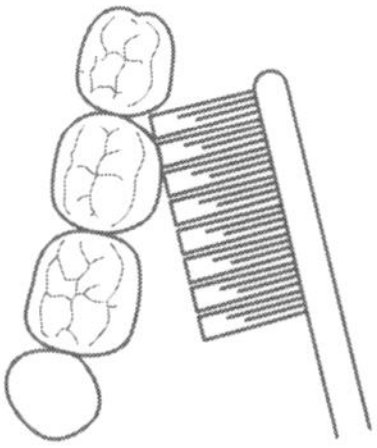

奥歯の側面は歯ブラシの先端部を直角に当てる。

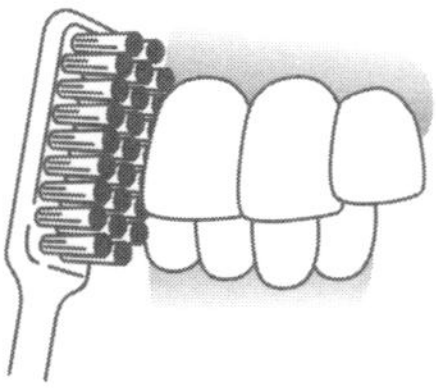

前歯の側面は歯ブラシのわきを当てる。

❸ 歯の裏面

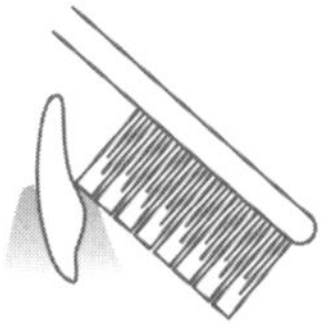

下の歯の裏側は歯ブラシの柄のかかとの部分を当てる。上の歯の裏側は歯ブラシの柄の先のほうがやりやすい。

くは第3章を参照）の強化に役立ちます。

威力を発揮する歯肉マッサージローション

私は、歯周病の重症度に応じて、歯磨きクリームと歯肉マッサージローションを使い分けています。つまり、軽度の患者さんには、セルフケアの手段として歯磨きクリームのみを使っていただき、中等度以上の患者さんにはそれに歯肉マッサージローションを併用していただいています。

中等度以上では、歯肉マッサージローションが威力を発揮します。実際、通常の歯科医院で治療を受けると歯を抜かざるを得ないような患者さんが、歯科での治療を終えたあと、この二つを使って自分でセルフケアを行い、歯茎の状態が健康になって、歯を抜かないですんでいる例はたくさんあります。症例については、第4章の体験談を参照してください。

このローションは、患者さんの症状を確認しながら、回数の増減を決めたり、塗布レベルで行ったり、マッサージをしたりするなど、歯科医師のアドバイスが必要ですから、一般向けには販売されていません。使ってみたいという人は、巻末に掲載した地域代表の歯科医院にご相談ください。

歯肉のマッサージの仕方

私は六年前、帯状疱疹《たいじょうほうしん》（ヘルペス）になり、治療を受けていたにもかかわらず、背中の痛みがなかなか取れないままだったときに、アロマオイルを用いたマッサージを受けたところ、徐々に痛みが消えていったことは、すでにプロローグでお話ししました。

この体験によってマッサージに魅了された私は、自分なりに勉強をし、歯科医療に応用できないかと考えました。そして思いついたのが、指で歯茎をマッサージする「歯肉マッサージ」だったのです。

歯周病の人は程度の差こそあれ、歯茎が赤く腫れたり、歯を支える歯槽骨が退縮したりしています。ですから、歯ブラシでこするよりも、自分の指の腹で、歯茎の状態を確認しながら、やさしくなでてやるほうが、はるかに心地いいのです。

何もつけないでもマッサージはできますが、アロマオイル配合の歯磨きクリームか歯肉マッサージローションをつけて行うほうが効果的です。私は、歯周病が軽度の患者さんにはアロマオイル配合の歯磨きクリームで、中等度以上の患者さんには歯肉マッサージローションをつけてマッサージをするように勧めています。

マッサージする箇所は、歯茎の中でも「齦頰移行部《こんきょういこうぶ》」と「歯間乳頭部」がポイントです。わかりやすくいうと、齦頰移行部は、歯の根の部分です。歯間乳頭部は、歯と歯の間の三角形の歯茎のところ（歯と歯茎の境目）です。

以前、歯間乳頭部寄りだけをマッサージするよりも、齦頰移行部（歯の根の部分）も合わせてマッサージしたほうが、血液中の酸素飽和濃度が高まるという記事を読んだことがありました。血中酸素飽和濃度とは、血液が酸素と結合できる最大能力に対して、実際に取り込まれ結合している酸素の比率のことです。この数値が高ければ、血液循環が順調で、組織にたくさんの酸素を供給できます。

また、歯の根の部分は、東洋医学でいう経絡《けいらく》（人体エネルギーの気《き》の通り道）が走っていて、ツボ（経穴《けいけつ》）があります。鍼灸《しんきゅう》では、全身に経絡の通り道が走っていると考え、その重要な箇所がツボです。ツボに鍼《はり》や灸《きゅう》を行うことで、血液循環を促進し、臓器の働きや免疫力を高めたりする効果があります。

実際、この歯の根の部分を毎日マッサージしたら、体調がよくなったという人がいます。歯茎のためはもちろん、全身の健康のためにも、この部分のマッサージは役立つでしょう。

歯周病の人は、歯と歯茎の境目の歯間乳頭部が赤く腫れてくることからも、この部分もていねいにマッサージします。

では、マッサージの仕方を紹介しましょう。歯肉マッサージローションを使う場合を前提にして説明しますが、アロマオイル配合の歯磨きクリームを使う場合でも、あるいは何もつけないで行う場合も、基本は変わりません。始める前に、注意すべき点がいくつかあります。

【注意点】

まず、歯肉マッサージは手の指を使って行いますから、手をきれいに洗ってください。また、爪《つめ》が伸びていると、口の中を傷つける危険性がありますから、切ってください。爪を切りたくない場合は、薄手の指サックか医療用のゴム手袋を着用するとよいでしょう。これらは薬局（ドラッグストア）やホームセンターなどで購入できます。

また、必ず歯磨きをしたあとで行います。歯肉マッサージローションでマッサージを行う場合、普通、就寝前にアロマオイル配合の歯磨きクリームで歯磨きをしたあとに行うように指導しています。患者さんによっては、一日に二〜三回行う人もいます。いずれにせよ、ブラッシングをして汚れをきれいに落としてからマッサージするのが手順です。

注意していただきたいのは、強い力でマッサージする必要はないということです。軽くこするようにマッサージします。やり方は以下の解説と九三ページのイラストを参照してください。

【やり方】

①歯ブラシを使って普通に歯を磨く。

②人差し指に歯肉マッサージローションをつけて、指の腹で歯茎の根元（齦頬移行部＝歯の根の部分）を、ストロークするように、ゆっくりなでる。下側の左奥から歯茎の中央まで三回くり返す。次に、下側の右奥から、上側の左奥から、上側の右奥からそれぞれ歯茎の中央まで、まんべんなく順に同様に行う。

③同じように人差し指に歯肉マッサージローションをつけて、指腹で上下の歯一本一本、歯と歯茎の境目（歯間乳頭部）を表裏両側、人差し指の腹で、小刻みにこする。ローションが不足したら、そのつど、一滴ほどつけてください。

歯肉マッサージのやり方

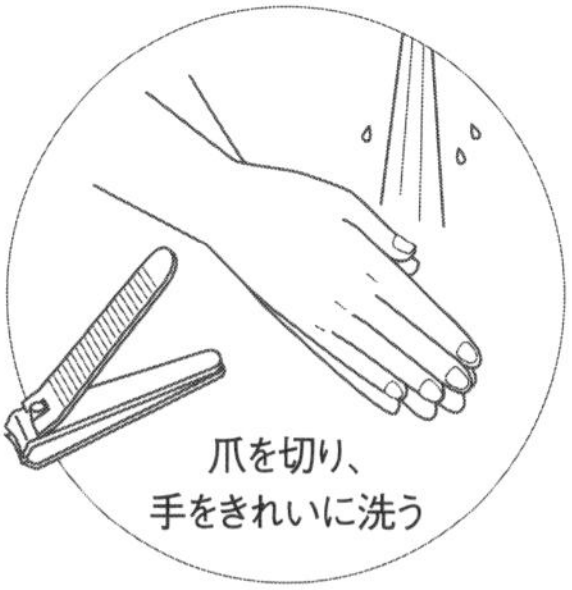

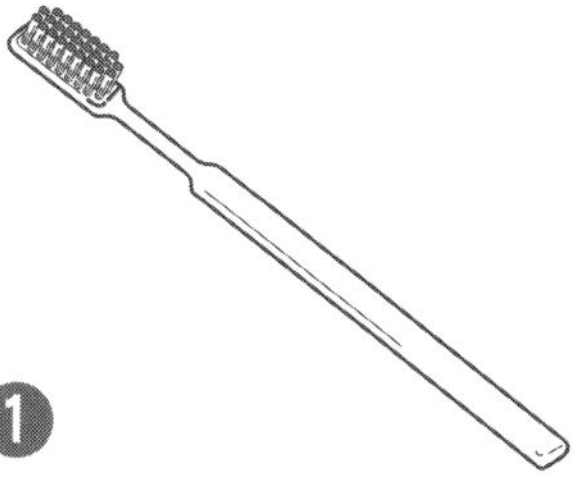

1

歯ブラシを使って普通に歯を磨く

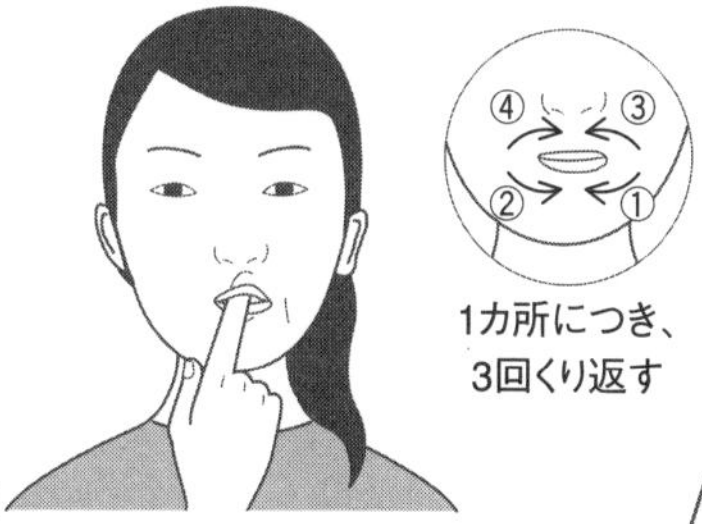

2

人差し指に歯肉マッサージローションをつけて、歯の根の部分を、ゆっくりマッサージする。

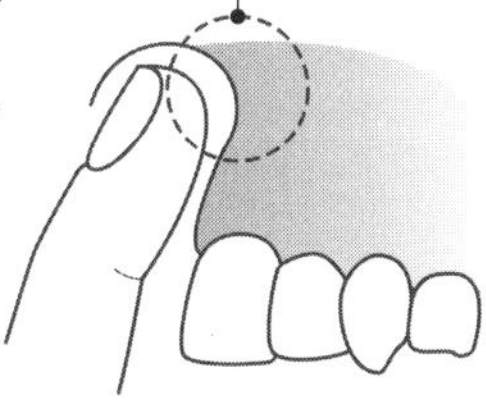

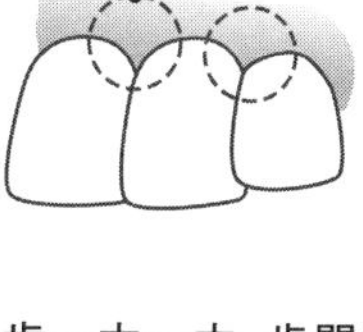

3

上下の歯一本一本、歯間乳頭部を表裏両側、マッサージする。

唾液の分泌を促し、歯周病の予防に役立つ「顔面筋トレ」

顔面筋トレについては、きれいのためのテクニックとして「美顔筋トレ」の名称で、第3章でくわしく紹介しています。ほおのたるみ、シワ、シミを改善し、引き締まった小顔に変身できるすばらしい効果があります。そのため、美容法としての効用ばかりを強調してしまいがちですが、そもそもは歯周病の予防・改善の一手段として患者さんに指導してきたものです。

唾液にはさまざまな抗菌物質や免疫物質が含まれ、虫歯や歯周病から身を守ってくれています。ブラッシングをきちんと行わないのに、虫歯にも歯周病にもならない人がいますが、そういう人は全身の健康状態がよく、しかも、唾液が正常に分泌《ぶんぴつ》されているはずです。一方、唾液の分泌が悪いと、唾液中の抗菌物質や免疫物質が働かないため、虫歯や歯周病になるリスクが高まります。

唾液の分泌が低下する原因はさまざまですが、最近多いのは口呼吸の習慣によるものです。口呼吸は鼻の疾患《しっかん》などによってももたらされますが、大きな原因として唇を閉じる力(唇力)の低下があります。口呼吸の習慣があると、細菌に感染しやすくなるし、口腔内の細菌が繁殖をもたらします。そして、歯周病の発生の一因になると、歯周病悪化の原因にもなります。

美顔筋トレや口腔筋機能療法器具（パタカラ）を使って唇力を強化すると、口呼吸の習慣が改まり、鼻呼吸になります。そして、歯周病の予防・改善に役立ちます。くわしいやり方は第3章をお読みください。

アロマオイルで口臭予防

私は、アロマオイル配合の歯磨きクリームの姉妹版ともいえる口臭予防に有効な液体も開発しています。先述のマヌーカを中心としているのが特徴です。次のような使い方をします。

初めに、舌の上にアロマオイル配合の液体を数滴たらし、綿棒で舌の表面をていねいにこすります。こうすることで、舌苔《ぜったい》（舌に付着したカンジダなど）が取れるし、アロマオイルによって静菌、殺菌作用が期待できます。

次に、新しく数滴のアロマオイルを舌の上にたらし、舌で口の中を回すようにします。すべての歯の表面と裏面を舌の先でしっかりとらえ、動かしていくようにしましょう。

舌には東洋医学のツボがあるといわれています。また、体の各臓器と関連があるという考え方もあります。たとえば、舌の先端は心臓・肺、中ほどが胃・脾臓《ひぞう》・胆嚢《たんのう》、奥が腎臓《じんぞう》の状態を表します。

舌の運動を行うことによって、全身の活性化につながるでしょう。舌は筋肉のかたまりですから、全身の血液循環を促す効用も期待できます。また、舌はほおの形を維持するのにも一役買っています。〝きれい〟を実現するのにも役立ちます。

余談になりますが、二〇〇四年四月十九日～二十五日まで、私はイギリスのロンドンで行われた国際口臭学会に参加しました。口臭の主たる原因は、第一に「舌苔にあり」と世界は見ていました。ですから、綿棒でこそぎ落とすアクションと舌の運動を行うという私のアイデアに興味を持たれた先生も多かったようです。

アロマセラピー発祥の地で、アロマオイル配合の液体サンプル一〇〇〇個はみるみるうちになくなってしまいました。実は、日本からのパネルディスカッションの個人参加者は私一人だったのでとても心細かったのです。

自分であらかじめ準備していった資料をパネルに自由に貼《は》るのですが、大学の研究室で大きくカラフルに作成されたものと、個人でパソコン処理したものとでは雲泥《うんでい》の差で、少しみじめな気持ちになっていました。

しかしながら、大学での実験結果（精油の口腔内細菌に対する抗菌効果について）が『マイクロバイオロジー　アンド　イムノロジー』という権威ある学会誌に掲載されたことが、この学会でも大きく評価されたようです。そのため、連日行われたパネル会場でのセッションで、いろいろな質問を受けました。しかし、相手の質問にきちんと答えられるほどの英語力がありません。疲れて知らんふりして陰に隠れてしまっていたところ、「ここにメールをください」と書かれたイスラエルの歯科大学の教授とアメリカの歯科医師の名刺がパネルに貼られていました。

現在でも、そのときに名刺交換をした世界各国の開業医の先生から月に二〇通くらいのメールをいただきます。一つずつ訳しては、自分なりの意見をまとめて返信すると、次の日にまた解答や意見などが返されてきて、いつまでたっても英語の受信メールの数がへらず、うれしい悲鳴をあげています。

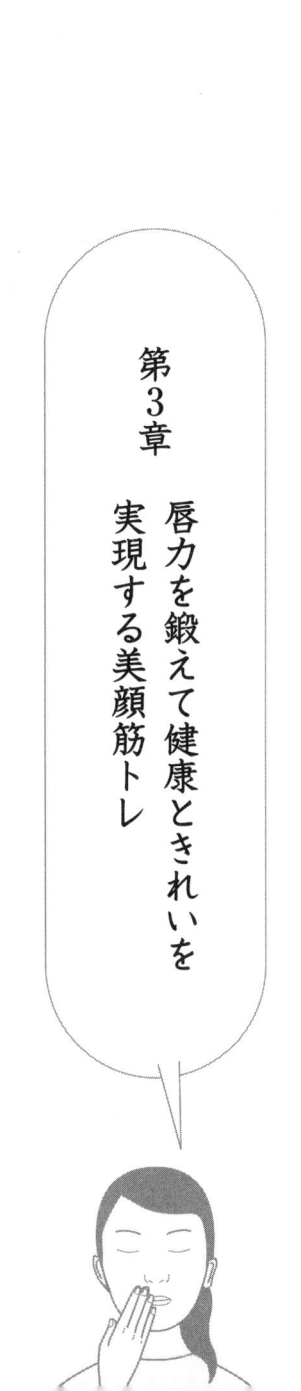

第3章

唇力を鍛えて健康ときれいを実現する美顔筋トレ

唇力を鍛えて口呼吸をやめよう

「唇力《くちびるりょく》」ってご存じですか？　それは、上唇と下唇の閉じる力のことです。口唇閉鎖力《こうしんへいさりょく》といっています。

「唇力を鍛えることで、こんないいこともあるといった効果があったら教えてください」

「唇力のチェック法を教えてください」

これは、かつて私が質問を受けた雑誌の取材内容ですが、実はこの取材、中学生に大人気の雑誌の編集部からのものなのです。私が中学生のころは、ファッションのページや文通紹介の欄を見るのがせいぜいの楽しみでしたが、昨今の中学生が読む雑誌は、大人の女性誌と関心事がほとんどいっしょなので、びっくりしました。

さて、呼吸には、口呼吸《こうこきゅう》と鼻呼吸《びこきゅう》の二種類があります。

鼻呼吸の利点は、最高のフィルターであるといわれている鼻という器官を使うことで、外気を浄化して、きれいな空気を肺まで送り込むことができるということです。しかし、唇力が弱くなってくると、自然と口で呼吸するという習慣が多くなり、気がつくと、「口ポカーン」という半開きの状態になってしまうのです。

電車の中で口を半開きにして寝ている人を見かけたことはありませんか？　見ているだけで、自分の口の中も乾燥してしまいそうです。たとえばインフルエンザが流行しているときなど、のどに菌が直撃してしまいそうな状態です。

寝ているときも自然に口を閉じて、いつも鼻で呼吸できるといいのです。実は私自身も、口呼吸の自覚がありました。

口呼吸は、虫歯や歯周病《ししゅうびょう》を発症させたり悪化させたりする一因です。口呼吸の習慣を直さなければならないと思った私は、さっそく口腔筋《こうくうきん》機能療法器具（パタカラという）を使って、唇の周りの筋肉を鍛えるトレーニングを始めました。

すると、二週間が過ぎたころ、それまでは舌の先が前歯の裏にちょっとだけついていたのが、広い面積で上あごにぴったりとつくようになったのです。と同時に、意識せずに鼻だけで楽に呼吸（鼻呼吸）している自分に気づきました。

それから一週間くらいたったころでしょうか。ある日、鏡の前で顔の変化に気づきました。

ほおのたるみがなくなり、なんと、ちりめんジワも消えているではありませんか。唇力が強化されると、顔も美しく変化することを発見したのです。

美顔筋トレで口腔内の健康ときれいの両方が手に入る!

こうしてくしくも、唇力を強化すると美容にも効果があることを、自分自身が体験することになりました。

唇力を強化すると口呼吸の習慣が直り、唾液《だえき》の分泌《ぶんぴつ》が正常になり、虫歯や歯周病の改善・予防に役立ちます。そのことは歯科領域で非常に意味があることですが、私は一人の女性として、副次的効果として、ほおのたるみやちりめんジワが解消したことに強く興味を持ちました。

口腔内の健康と美容の両方に役立つのなら、一挙両得ではありませんか。

ところが、この器具は、唇力は非常に効率よく鍛えられますが、負荷《ふか》をかけられる方向は限られています。

もしかしたら、器具を使わなくても、口や唇を鍛える方法があるのではないだろうか。また、そのほうが、いろいろな動かし方ができるのではないだろうか……。こうして、新しい研究テーマが見つかりました。

唇力が低下すると老け顔になる

顔には表情筋が分布しています。表情筋は顔面の皮膚のすぐ下に広がる多くの薄くて小さい、いろいろな形の筋肉群です。頭蓋《とうがい》から始まり、眼、鼻、口、耳の周囲の皮膚に付着し、収縮によって顔面に表情を与える二四種類の筋肉から成っています。

そのほとんどの筋肉は、口の周りにある口輪筋《こうりんきん》という筋肉を中心に連動しているので、口輪筋を動かすことで、唇だけでなく、ほおはもちろん、一見関係なさそうな目の周り（眼輪筋《がんりんきん》）やおでこの筋肉（前頭筋《ぜんとうきん》）まで負荷をかけることができるのです。

顔や体の筋肉は、使えば使うほど鍛えられて強くなり、弾力と柔軟性がともにアップする性質があります。反対に、使わないでいると、弾力が失われて萎縮《いしゅく》し、筋肉の上にある皮膚を支えることができなくなります。すると、重力の作用で皮膚や皮下組織が下に落ちてきます。これが、たるみの始まりです。

筋肉を動かすときには、脂肪がエネルギーとして燃焼し、消費されます。しかし、表情筋を動かさなければ脂肪が燃焼されないため、顔の脂肪はへらないばかりか、かえって脂肪がつきやすくなります。

ほおの皮膚の下には、「頬脂肪体《きょうしぼうたい》」という脂肪の塊《かたまり》があります。適量の頬脂肪体はふっくらとしたほおを形づくりますが、頬脂肪体が多すぎると、たるみの原因になります。若いときは丸顔だった人も、年をとると顔が角張ってくるのは、ふえた頬脂肪体の重みでほおの形が崩れるからなのです。

一方では、表情筋の衰えに伴って血液やリンパ液の循環が悪くなるため、筋肉や皮膚の下の細胞や組織の新陳代謝《しんちんたいしゃ》が低下します。すると、いろいろな問題が生じます。細胞や組織は、動脈から酸素と栄養素を供給されると、引き換えに老廃物を排出します。リンパ液は、不要になった老廃物や水分を集めて静脈（心臓へ戻る血液が通る血管）へと運び出す働きをします。しかし、そうした新陳代謝が滞《とどこお》れば、皮下に余分な老廃物や水分がたまって、たるみやシミの原因になります。また、古い皮膚がなかなか落ちてこなければ、肌の透明感が失われて、くすみが出てきます。さらに、肌に張りや潤《うるお》いをもたらす成分がじゅうぶんに得られないと、シミやシワ、肌の乾燥などが目立つようになります。

このように、ふだんから表情筋をあまり使わないでいると、筋肉の衰えが進み、その結果、たるみ、シワ、シミ、くすみといった顔の肌の老化がいち早く現れてきます。

ですから、顔の若々しさを取り戻すためには、肌の表面をマッサージするよりも、さまざまな表情筋を意識してよく動かすほうが、はるかに有効なのです。

図5　主な表情筋

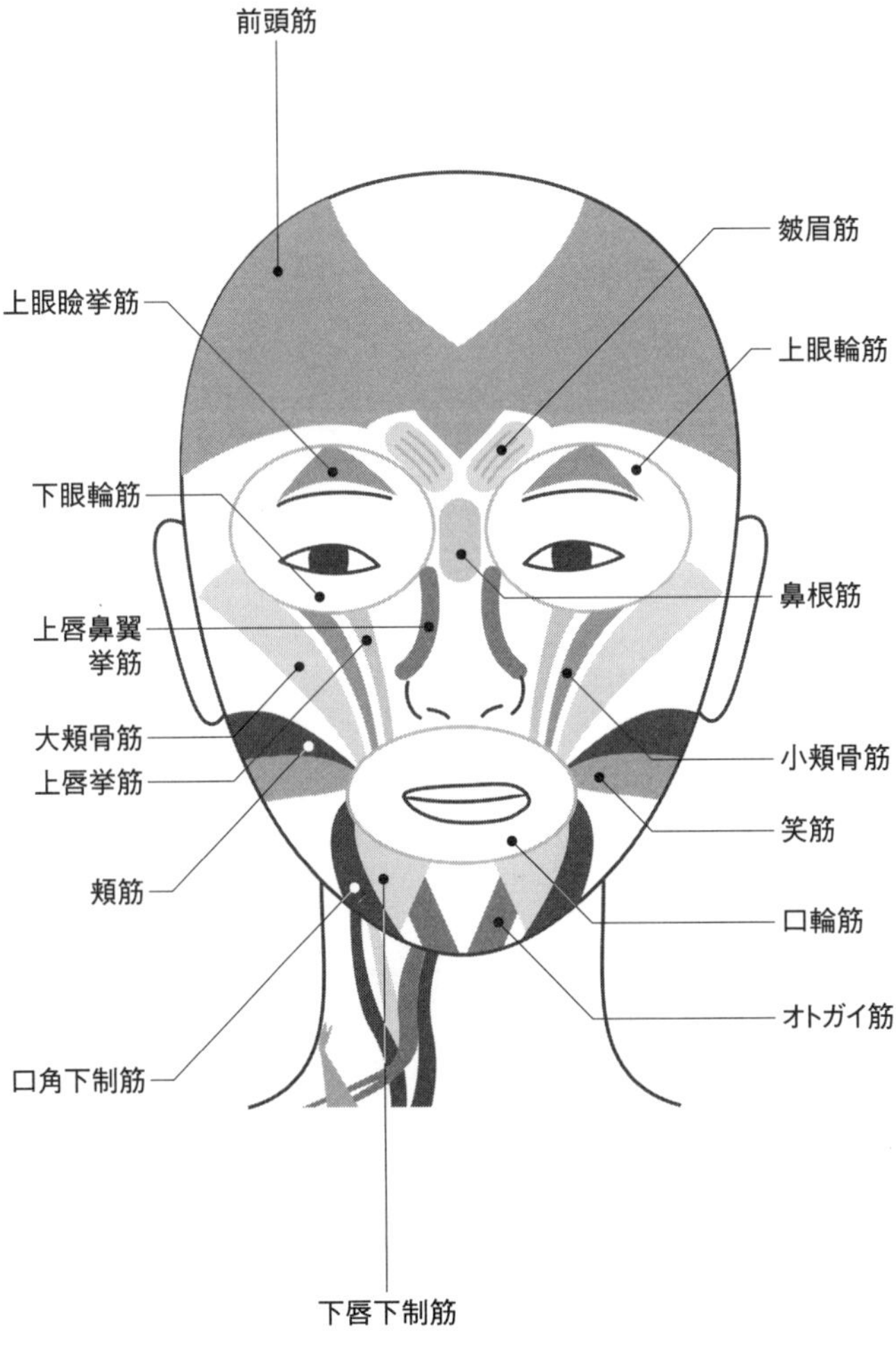

前頭筋
皺眉筋
上眼瞼挙筋
上眼輪筋
下眼輪筋
鼻根筋
上唇鼻翼挙筋
大頬骨筋
小頬骨筋
上唇挙筋
笑筋
頬筋
口輪筋
オトガイ筋
口角下制筋
下唇下制筋

美顔筋トレの七つの効果

筋肉には持続性があるので、鍛えれば形を維持できます。つまり、顔の筋肉を鍛えることは、顔を引き締めたり、たるみをなくしたりするために最も効果的な方法なのです。

多くの表情筋をそれぞれ動かすのは大変ですが、美顔筋トレを行えば、複数の表情筋を同時に強化することができます。なぜなら、口輪筋を動かせば、口輪筋に向かって集まっている表情筋が連動して動くし、それらの表情筋につながっている目の周りや額にある表情筋や首の筋肉までいっしょに動くからです。

以下にやり方をくわしく紹介する「美顔筋トレ」には、主に次のような七つの美顔効果があります。

(1)顔がキュッと引き締まる

美顔筋トレを行って最初に訪れる変化は、顔が小さくなることです。表情筋は、鍛えることで筋肉の質がよくなります。ほおやあごの周りの肉が引き締まり、いわゆる「たるみ」がなくなるのです。顔の輪郭は見た目の年齢を大きく左右します。美顔筋トレを行うと、フェイスラインがシャープになるので、ぐんと若々しく見えるようになります。

(2)シルエットがきれいになる

美顔筋トレは、唇と同時にあごの筋肉を鍛えるので、顔のシルエットがきれいになります。唇とあごの筋肉のバランスがよくなると、食事の際に噛《か》む回数が自然にふえ、食事の量がへってダイエットにもつながります。

(3)シワが目立たなくなる

美顔筋トレを行うと、表情筋が鍛えられるため、筋肉が持ち上がり、たるみが引き締まるので、シワが目立たなくなります。また、皮膚の下の筋肉に張りも出ます。

(4)肌がきれいになり、毛穴が目立たなくなる

肌のトラブルは、肌の新陳代謝の低下が関係しています。美顔筋トレは、肌の血流を促進し、新陳代謝を活発にします。美顔筋トレを熱心に続けている人たちはみな、肌がきれいになってきます。

また、年をとると毛穴の広がりも気になるものです。その原因の一つは、筋肉が衰えて肌が垂れることにあります。肌が垂れることによって、毛穴も下へ引っ張られ、広がってしまうのです。美顔筋トレを行うと、表情筋を持ち上げることによって、毛穴の広がりを防ぐことができます。

(5)口角が上がって素敵な笑顔に

年をとって口輪筋が衰えると、口の両端（口角《こうかく》という）が下がって「への字」口になり、それが老《ふ》けて見える原因の一つになります。美顔筋トレで唇力を鍛えると、口の両端がキュッと上がるようになって、素敵な笑顔が手に入ります。

(6)シンメトリーになる

美人の条件の一つは、顔が左右対称、つまり、シンメトリーであることです。誰でも顔は左右で多少の違いはあるものですが、このアンバランスは骨格からきています。

骨格は筋肉に支配されています。美顔筋トレで顔の筋肉を鍛えると、筋肉のバランスが整ってきて、ゆがんだ部分の骨が正しい位置に矯正《きょうせい》でき、おおよそシンメトリーな顔に変化します。

(7)ダイエット効果

美顔筋トレを毎日行うようになったら、ダイエットでき、体重がへったという人がいます。その効果のメカニズムははっきりとはわかりませんが、口呼吸の習慣が改善することが、エネルギーの代謝《たいしゃ》（体内処理）を促進するのでしょう。

美顔筋トレの7つの効果

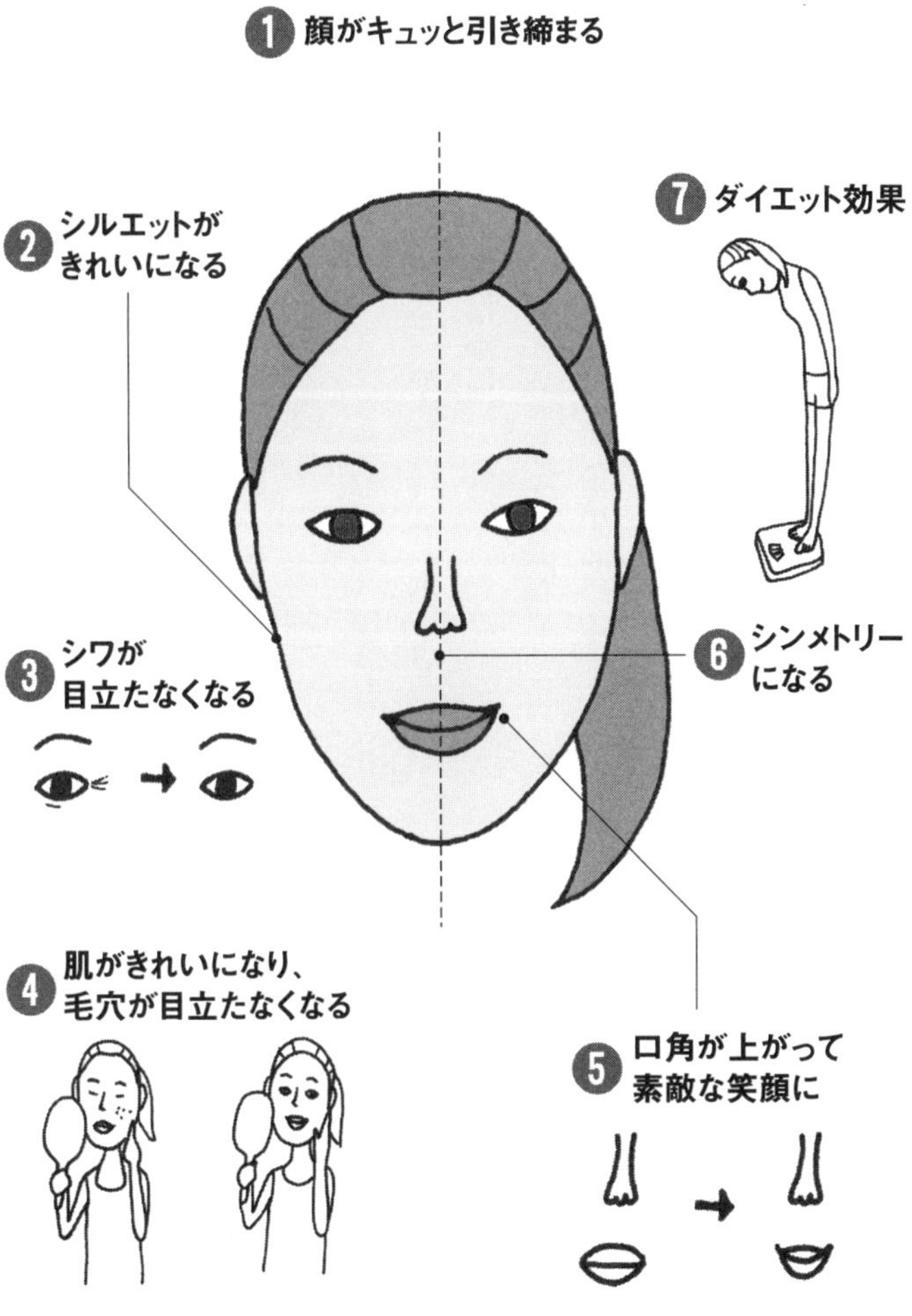

1 顔がキュッと引き締まる
7 ダイエット効果
2 シルエットがきれいになる
3 シワが目立たなくなる
6 シンメトリーになる
4 肌がきれいになり、毛穴が目立たなくなる
5 口角が上がって素敵な笑顔に

美顔筋トレを行う際の四つのポイント

美顔筋トレには、五つのエクササイズがあります。美顔筋トレを行ううえで、次に挙げるようにいくつかのポイントがあります。

(1)「ズボラにやるべし」をモットーに

最初から、「何回やらなくちゃ」と決め、それにこだわり過ぎると、挫折《ざせつ》しかねません。基本的には、きついと思ったら、やめればいいのです。

(2)「いつでも、どこでも」を信条に

テレビを見ながらなどの「ながら時間」を利用して行うのをモットーとしましょう。思いついたら行うというのが習慣になると理想的です。

(3)動かす筋肉をしっかり意識する

「ここをこう動かすから、この部分に負荷がかかる」「だから、ここが引き締まる」などとイメージしながら行うと効果的です。「美しくなる」と、うれしいイメージを描くことも大切です。

(4)姿勢を正して行う

背すじをピンと伸ばして首をまっすぐにすると、顔の左右の筋肉のバランスが整います。その状態で美顔筋トレを行うと、左右の筋肉に均等に力が加わるからです。

次のような動作を行うと、姿勢を正すことができます。

＊天使の羽の動作

肩を思いっきり上げて、左右の肩甲骨《けんこうこつ》がくっつくくらいにグーッと後ろに反らしてから、そのままストンと肩を下ろします。この下ろしたときの状態が肩のベストポジションで、同時に正しい姿勢が保たれています。

ちなみに、肩甲骨をグーッと反らすと、肩甲骨から羽がまっすぐに生えているように見えるため、この状態を私は「天使《てんし》の羽《はね》」と呼んでいます。

次項からは、五つの美顔筋トレの実践方法（エクササイズ）を紹介しましょう。写真入りでわかりやすく解説していますので、みなさんぜひ試してみてください。必ずや効果を実感されることでしょう。

表情筋を鍛えて表情豊かな顔をつくる「はっきり読みエクササイズ」

これは、俳優の養成学校でも表情筋のトレーニングとして取り入れているもので、大きく口を動かして、思いっきり滑舌《かつぜつ》よくしゃべるのがポイントです。

滑舌とは「言葉の歯切れ」で、一音一音がはっきり聞き取れるような正確な言葉づかいということです。次のページの表を見てください。「あ」の段から始まって、「か・さ・た・な……ぱ」まで、全部で一四の文が並んでいます。これを上から順に声を出して読んでいき、三回くり返しましょう。

口の開け方は、次のページの写真で示したのと同じくらい大きく開けるようにしてください。

初めて行うと、顔の筋肉が痛くなりますが、それはふだん、顔の筋肉を使っていない証拠です。顔がクタクタになるくらい激しくやることが重要で、そうすることで表情筋が鍛えられます。

はっきり読みエクササイズ

あ	り	さ	ん	あ	つ	ま	れ	ア	エ	イ	ウ	エ	オ	ア
か	に	さ	ん	か	さ	こ	そ	カ	ケ	キ	ク	ケ	コ	カ
さ	か	だ	ち	さ	か	さ	ま	サ	セ	シ	ス	セ	ソ	サ
た	の	し	い	た	こ	あ	げ	タ	テ	チ	ツ	テ	ト	タ
な	ら	ん	で	な	わ	と	び	ナ	ネ	ニ	ヌ	ネ	ノ	ナ
は	な	た	ば	は	な	び	ら	ハ	ヘ	ヒ	フ	ヘ	ホ	ハ
ま	え	よ	り	ま	じ	め	に	マ	メ	ミ	ム	メ	モ	マ
や	っ	ぱ	り	や	さ	し	い	ヤ	エ	イ	ユ	エ	ヨ	ヤ
ら	く	だ	い	ラ	イ	オ	ン	ラ	レ	リ	ル	レ	ロ	ラ
が	ま	ん	だ	が	ん	ば	れ	ガ	ゲ	ギ	グ	ゲ	ゴ	ガ
わ	ん	ぱ	く	わ	い	わ	い	ワ	エ	イ	ウ	エ	オ	ワ
ざ	わ	ざ	わ	ざ	ぶ	ざ	ぶ	ダ	デ	ヂ	ヅ	デ	ド	ダ
ば	ん	ご	う	ば	ら	ば	ら	バ	ベ	ビ	ブ	ベ	ボ	バ
パ	ラ	ソ	ル	ぱ	ら	ぱ	ら	パ	ペ	ピ	プ	ペ	ポ	パ

上から順に
声を出して読んでいき、
3回くり返す

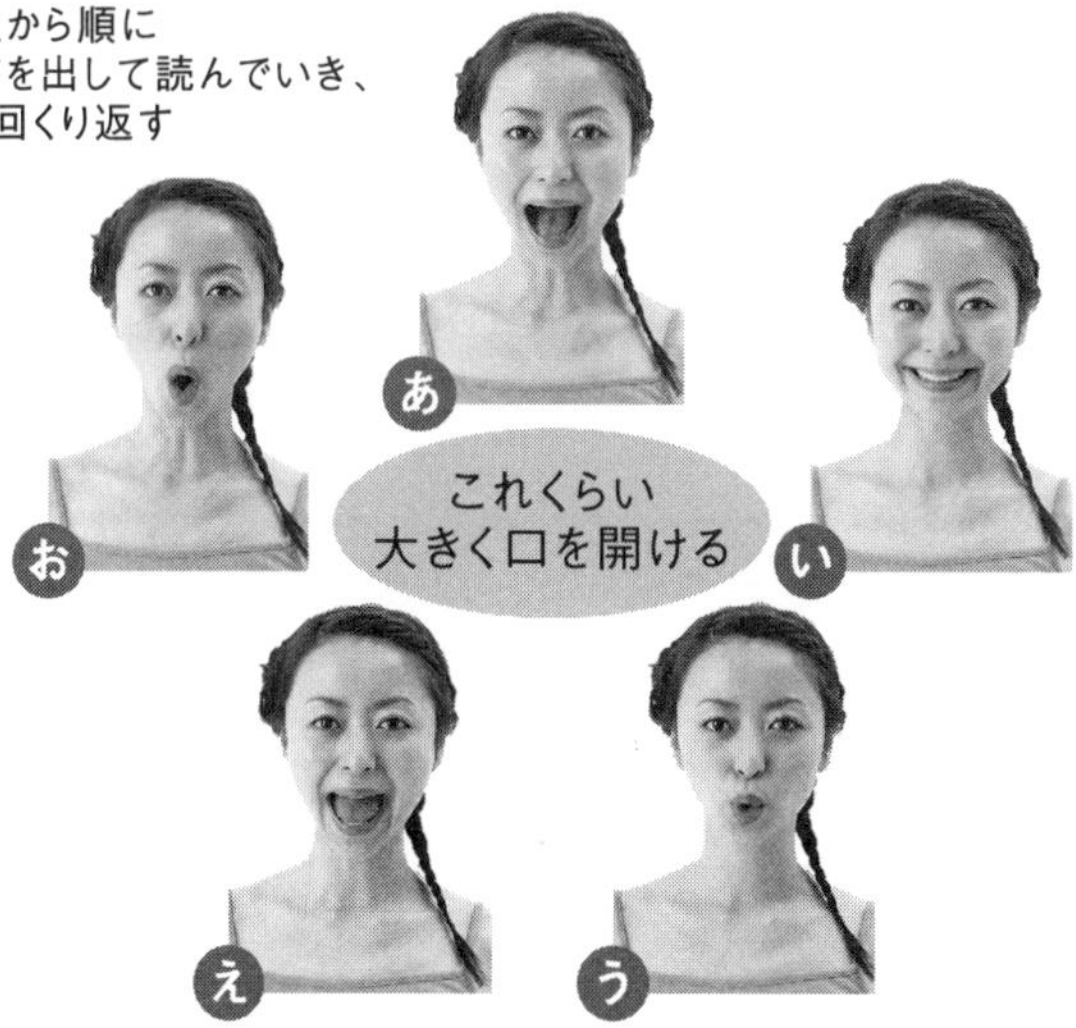

たるみを引き締め、むくみも消える「縮めて膨らますエクササイズ」

顔のたるみを引き締め、むくみの解消に即効性があるエクササイズです。

筋肉の性質の一つに、同じ働きばかりしていると鍛えられないということがあります。これを私は〝筋肉バカ〟と呼んでいます。

「縮めて膨らますエクササイズ」は、縮めると膨らませるという、違う二つの動きを交互に行うことによって〝筋肉バカ〟に陥《おちい》るのを防ぐ、すぐれた筋トレです。

このエクササイズでは、縮めて膨らませるという、筋肉を効率的に鍛えるための基本的な動きを取り入れています。そのため、筋肉を引き締める効果が非常に高いので、行っているうちに顔が引き締まってくるのが実感できます。また、朝は顔がむくみやすいものですが、起きてすぐ行うと、むくみを解消できます。

【やり方】

まず、正面を向き、姿勢を正しくします。

①まず、縮めるエクササイズです。ほおを思いっきりすぼめます。顔の部品を鼻のてっぺ

縮めて膨らますエクササイズ

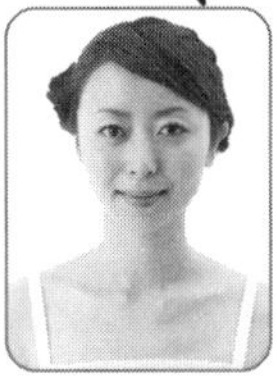

正面を向き
姿勢を正す

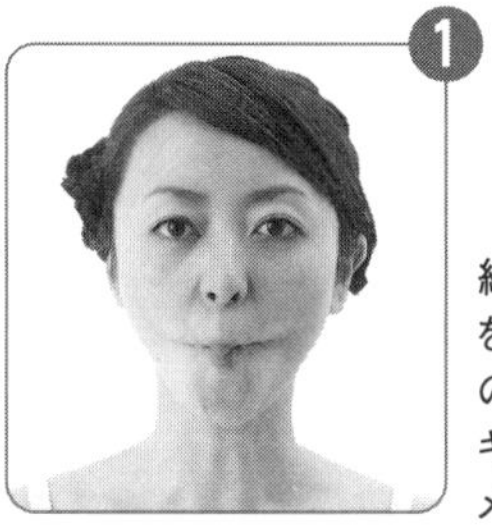

縮めるエクササイズ。ほおを思いっきりすぼめる。顔の部品を鼻のてっぺんにギューッと集めるようなイメージ

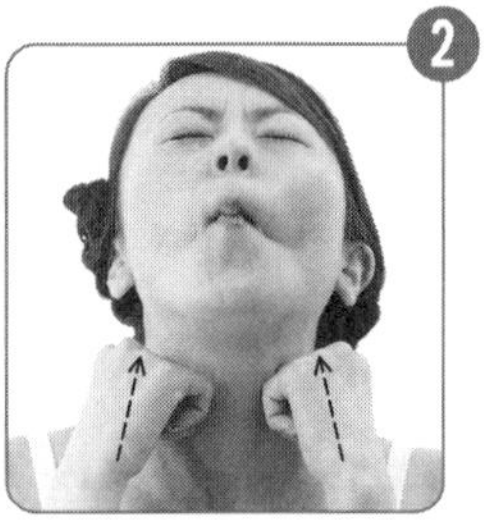

目をギュッとつむり、そのまま顔を上に向けてグーッと首を反らす。そして、耳の後ろから鎖骨にかけて浮き出た筋を、鎖骨から上へ向かって首に沿って、両手のこぶしで左右同時に8回に分けて、トントンと軽くたたいていく

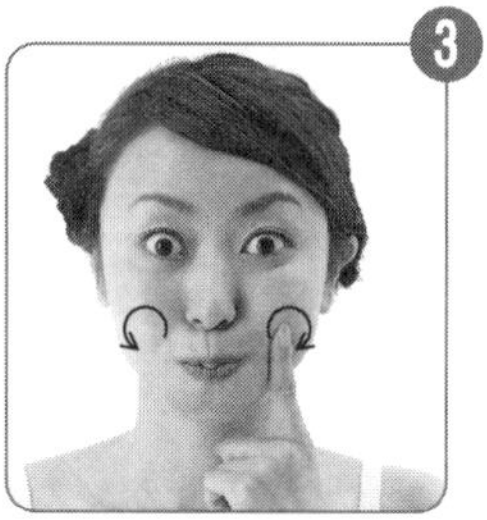

次は、膨らませるエクササイズ。顔を正面に戻し、思いっきりほおに空気を入れて膨らます。口はできるだけ下げて、目を大きく見開き、口の端を人差し指で押さえたまま、左右交互に8回ずつ内から外へ回す。指をしっかりと皮膚に固定させ、皮膚ごと動かすこと。
①〜③を3セット行うのが基本

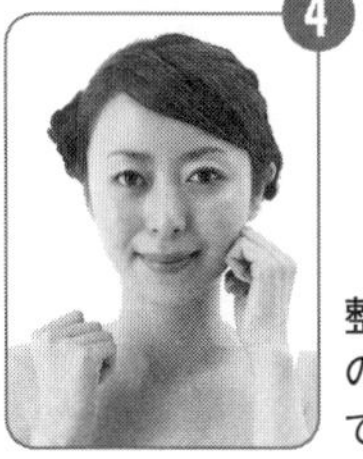

整理体操のつもりで、最後に両方の耳の下のあご（えら）のあたりを片方ずつ3回、こぶしでトントンと軽くたたく

んにギューッと集めるようなイメージです。

②目をギュッとつむり、そのまま顔を上に向けてグーッと首を反らします。そして、耳の後ろから鎖骨《さこつ》にかけて浮き出た筋（胸鎖乳突筋《きょうさにゅうとつきん》。首を横に傾けたときに浮き出る筋肉）を、鎖骨から上に向かって首に沿って、両手のこぶしで左右同時に八回に分けて、トントンと軽くたたいていきます。

③次に、膨らませるエクササイズを行います。顔を正面に戻し、今度は思いっきりほおに空気を入れて膨らませます。口はできるだけ下げて、目を大きく見開きます。そうして、口の端を人差し指で抑えたまま、左右交互に八回ずつ内から外へ回します。指を滑らすのではなく、指をしっかりと皮膚に固定させ、皮膚ごと動かします。

以上の①から③を三セット行うのが基本です。

④筋肉をずいぶん動かしたので、整理体操のつもりで最後に、両方の耳の下のあご（えら）のあたりを片方ずつ三回、こぶしでトントンと軽くたたいてください。

思いっきり崩せば崩すほど小顔美人になる「とびきり変な顔エクササイズ」

思いっきり顔を崩すことで、小顔美人に近づくエクササイズです。かなりハードに表情筋を動かします。ほかのエクササイズもじゅうぶん変な顔になりますが、これは特別おもしろい顔になります。「美人のもとは変な顔」、これを合い言葉にしてがんばりましょう。

変な顔になればなるほど、顔の引き締め効果は大です。まったく手で顔を触らずに、顔の筋肉が引き締まっていくことを実感できたら、やみつきになるでしょう。

五つのエクササイズの中でも難易度が高いので、時間があるときにゆっくり行うとよいでしょう。

顔を正面に向けたまま行うことが重要です。合間に、「天使の羽（一一一ページ参照）」で姿勢を正しながら行うと、顔がまっすぐに保てます。

【やり方】

①姿勢を正し、右の人差し指を顔の前に出して、それをじっと見つめます。あまり近づけ

すぎると、目が寄ってしまいます。

②その指を、顔の右側に移動します。顔は動かさずに、指を追うように、目だけを右にグーッと寄せます。指に引きつけられるように目を寄せ、そのままの状態を一〇秒キープします。

③②の位置から指を上に動かしていき、その動きを追うように目と口を上へと動かし、指が真上に来たら、そのまま一〇秒ほどキープします。そして、ここで五秒ほど休みます。

④今度は左側です。左指に替え、①から③までと同様に行います。

⑤次に、人差し指を顔の前から上げていきます。目と下唇で人差し指の先を追います。そのまま一〇秒キープし、その後五秒休みます。

⑥最後に、人差し指を顔の前から下げていき、目で指の先を追いながら鼻の下を伸ばすようにします。その状態を一〇秒キープします。

思いっきり変な顔になるように、楽しみながら行ってください。ただし、外出先ではお勧めできません。自宅でやりましょう。

とびきり変な顔エクササイズ

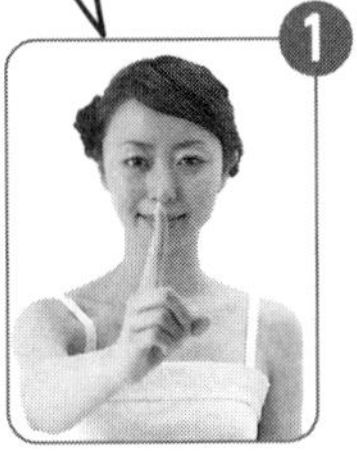

姿勢を正し、右の人差し指を顔の前に出してじっと見つめる。

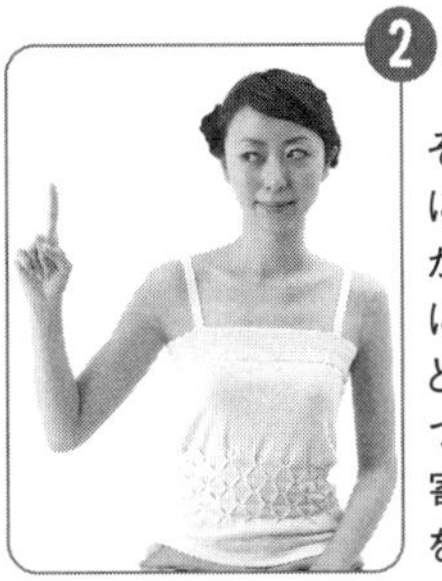

その指を、顔の右側に移動する。顔は動かさずに、指を追うように目だけを右にグーッと寄せる。指に引きつけられるように目を寄せ、そのままの状態を10秒キープ

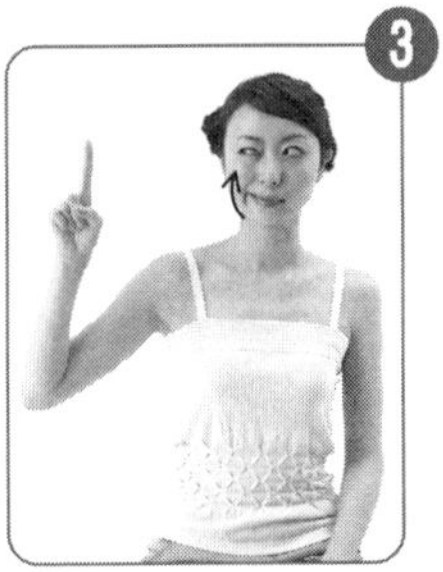

その位置から指を上に動かしていき、その動きを追うように目と口を上へと動かす。指が真上に来たら、そのまま10秒キープ。そして、ここで5秒ほど休む

4 今度は左側。左指に替え、①から③までと同様に行う

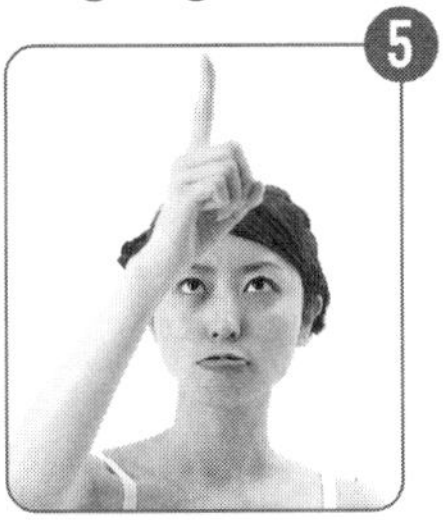

次に人差し指を顔の前から上げていく。目と下唇で人差し指の先を追い、そのまま10秒キープし、その後5秒休む

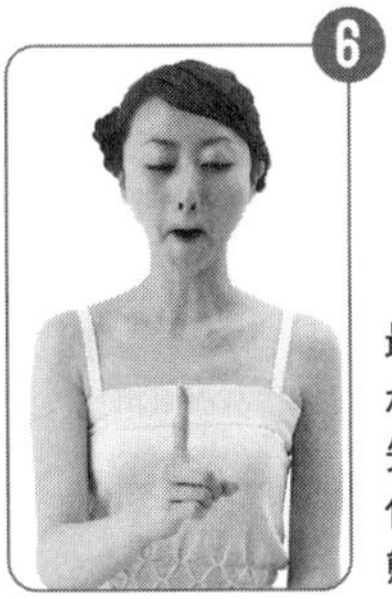

最後に人差し指を顔の前から下げていき、目で指の先を追いながら鼻の下を伸ばすようにする。その状態を10秒キープ

目もとパッチリ、口臭も抑える「目と口もと回転エクササイズ」

舌をあめ玉代わりにして、あめ玉をなめるように口の中で舌を動かします。口の内側から口輪筋を動かし、口輪筋の力を目覚めさせ、顔全体の筋肉を鍛えるエクササイズです。口輪筋につながる表情筋を激しく伸び縮みさせるストレッチであると同時に、目の周りの筋肉の眼輪筋も動かします。

また、このときの舌の動きは、唾液の分泌を促し、口臭を抑制することもできます。

【やり方】

まず正面を向き、姿勢を正します。

①唇をしっかり閉じたまま、歯は噛みしめず、口の中で舌を大きくグルグル回します。回すたびに、舌がほおの内側を押しているのがわかるくらい、舌を動かします。

②舌を回したのと同じ方向に、黒目をクルクルと回します。慣れてきたら、口もとと目を同時に素早く回しましょう。真剣に行えば三回でじゅうぶんです。

目と口もと回転エクササイズ

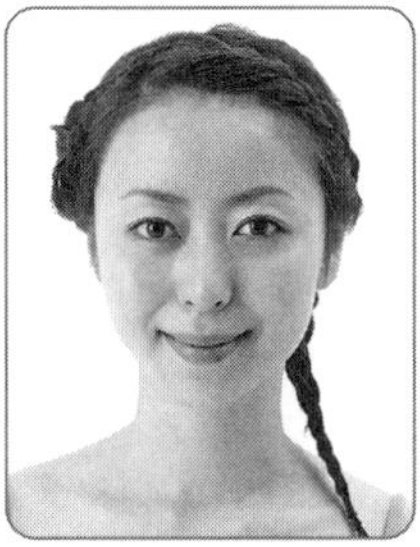

正面を向き姿勢を正す

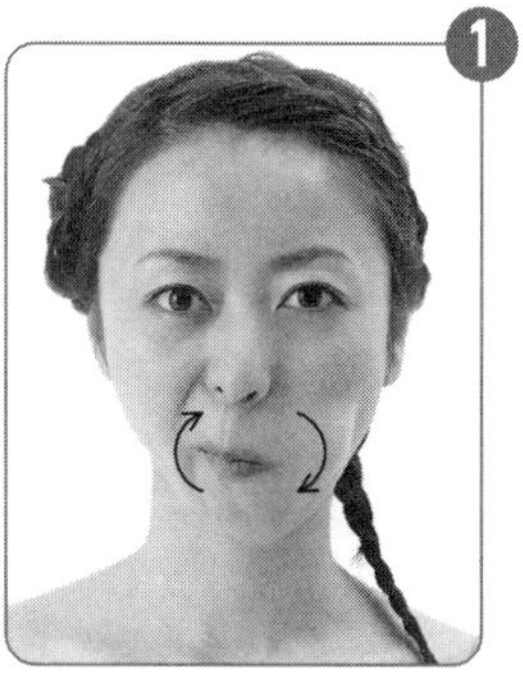

唇をしっかり閉じたまま、歯はかみしめず、口の中で舌を大きくグルグル回す。回すたびに、舌が唇やほおの内側を押しているのが見てわかるくらい舌を動かす

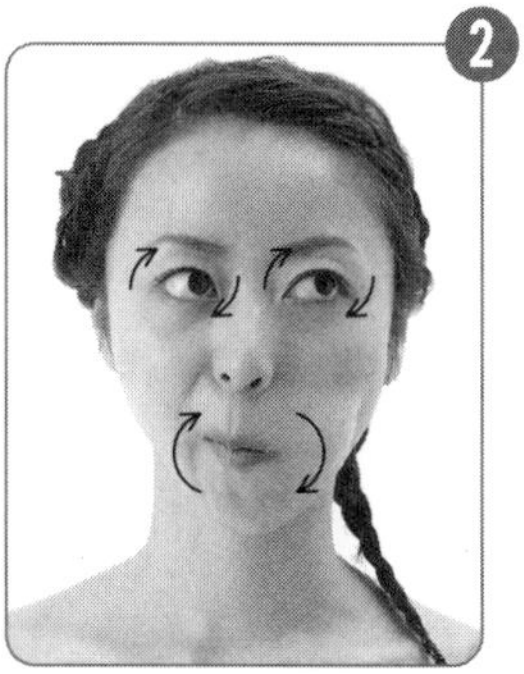

舌を回したのと同じ方向に、黒目をクルクルと回す。
慣れてきたら、口もとと目を同時に素早く回してみよう。
真剣に行えば3回でじゅうぶん

二重あごと首のシワが解消する「舌スイングエクササイズ」

これも口輪筋を目覚めさせ、顔全体の筋肉を動かすエクササイズです。

あごから首にかけての筋肉に大きな負荷をかけるので、あごのたるみがキュッと締まります。実際に行ってみると、あごからのどにすごく効くのが実感できるでしょう。首のシワが予防できるので、アンチエイジング効果は絶大です。

舌を思いっきり出すのが、効果を上げるコツです。首を反らすのは、首の前側の筋肉を伸ばすためです。また、首を後ろに倒しすぎないよう注意してください。ちなみに、胸の前で腕をクロスさせるのは、後ろに倒れるのを防ぐためです。

【やり方】

①胸の前で腕をクロスして、グーッと首を後ろに反らします。
②その体勢のまま、舌を真上に突き出して、右に大きく振ります。
③そのまま、舌を左に大きく振ります。一〇往復くらいを目安に、リズミカルに舌を左右に振りましょう。

舌スイングエクササイズ

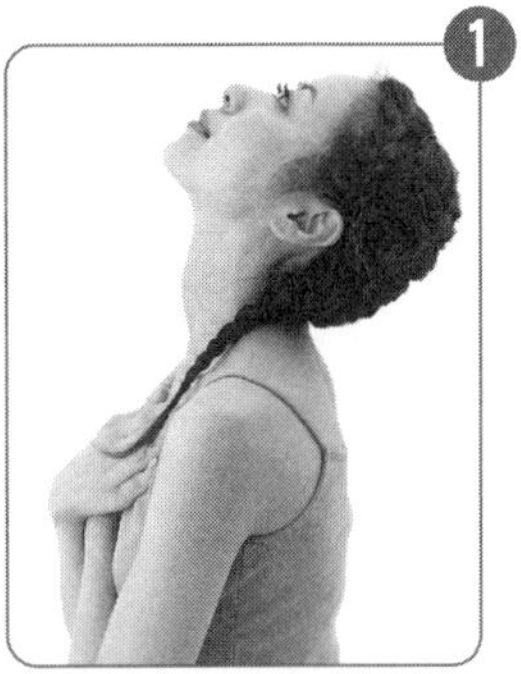

胸の前で腕をクロスして、グーッと首を反らす

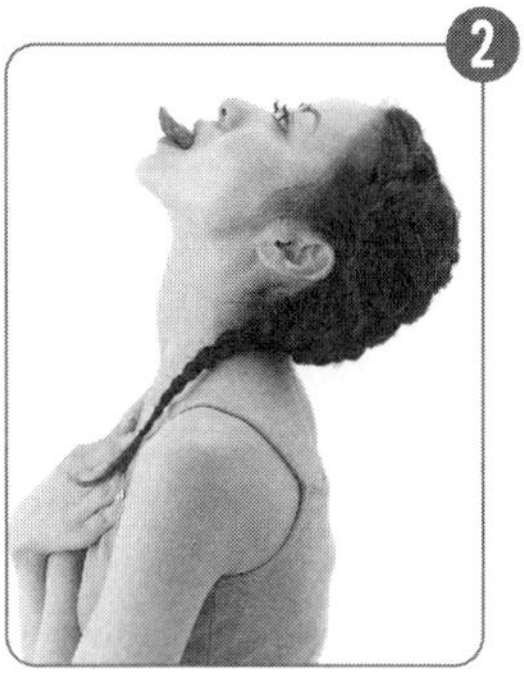

その体勢のまま、舌を真上に突き出して、右に大きく振る

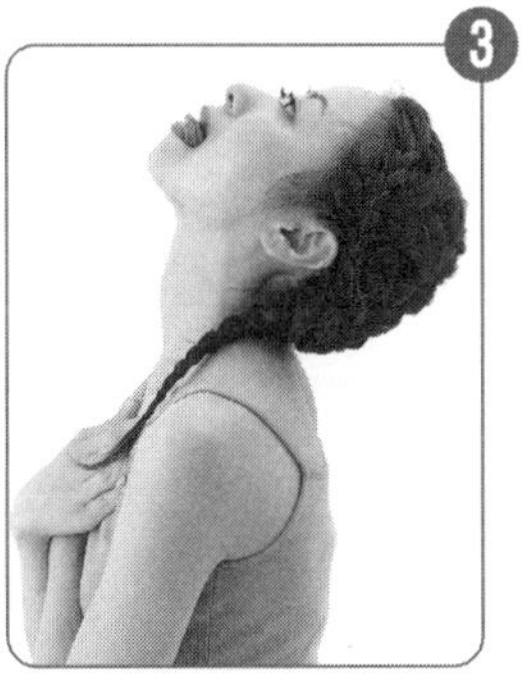

そのまま、舌を左に大きく振る。10往復くらいを目安に、リズミカルに舌を左右に振ること

唇力を効率よく鍛える「ペットボトル筋トレ」

美顔筋トレが美顔に効果があるとわかってから、私は同様の効果をもたらすものを、身近な道具を使って簡単に行えないものかと、折りにふれて考えていました。というのは、道具を使うと、筋肉により大きな負荷を効率よくかけることが可能になるからです。

その結果として見つけたのが、ドリンク類のペットボトルです。空のペットボトルの口を唇でくわえ、呼吸法を行って唇や表情筋に負荷をかけます。

この「ペットボトル筋トレ」を患者さんに指導し、行ってもらうようになったところ、予想以上の美顔効果が得られるとわかったのです。

私の医院の患者さんで、耳下腺《じかせん》ガンで手術し、その後のリハビリの一環として唇力強化に取り組んでいる人がいらっしゃいます。このペットボトル筋トレを行ってもらいましたが、息を吸うときに肛門を締めると、唇をよりうまく閉じることができました。この患者さんのおかげで、口輪筋により負担をかける方法がわかったのです。〝きれい〟をあきらめずに継続してペットボトル筋トレを行っている彼女に、私は心よりエールを送っています。現在は、ほかのトレーニングと併せてペットボトル筋トレを行ってもらっています。

ペットボトル筋トレの美顔効果

ペットボトル筋トレは、先述の美顔筋トレよりも、口輪筋により大きな負荷をかけることができるのが特徴の一つです。次に挙げるような美顔効果が得られます。

●フェイスラインがきれいになる

唇と同時にほおやあごの筋肉を鍛えるので、フェイスラインがきれいになります。顔の輪郭は、見た目の年齢を大きく左右します。ペットボトル筋トレを行うと、顔のシルエットがシャープになるので、実年齢よりもぐんと若く見られるようになります。

●顔が引き締まって小顔になる

ほおやあごの周りの肉が引き締まり、たるみがなくなるので、キュッと引き締まった小顔になります。

●首がきれいになる

ペットボトル筋トレは、首の筋肉にも働きかけるので、たるんでいた首が若返り、首の横ジワが目立たなくなります。実際に私も実践して、力強い首になったと感じています。

●おなか周りのダイエットにも役立つ

ペットボトル筋トレは、呼吸法を取り入れているので、必然的に腹筋《ふっきん》も鍛えられます。ですから、全身の健康度のアップや、おなか周りのダイエットにも効果が期待できます。この点は、美顔筋トレよりも効果的です。

ペットボトル筋トレのやり方

まず、二リットル入りの空のペットボトルを用意してください。空の状態で、ふたをはずして使います。ペットボトルの硬さは、各ドリンクメーカーによって異なりますので、ご自分に合った硬さのペットボトルを探してみるとよいでしょう。

先ほどの「美顔筋トレ」と同じように、立ってもできるし、座ってもできます。顔はほぼ正面を向いた状態に保ち、姿勢を正してからスタートです。では、くわしいやり方を説明しましょう。

【やり方】

①ペットボトルの飲み口をくわえる前に、口を「ホ」と発音する形にして、唇を前に突き出してください。実際に、「ホーッ」と発声するとよいでしょう。ここでよく息を吐ききってください。

なぜ「ホ」かというと、唇が最も前へ突き出るからです。筋肉を骨からできるだけ遠くに離すことによって、口輪筋や表情筋がよりよく鍛えられると考えられます。

②「ホ」の形の口のまま、ペットボトルの飲み口を唇でくわえ、唇を閉めてください。唇だけでくわえるのであって、絶対に歯を使わないでください。歯でくわえていては、唇力を鍛える効果は得られません。

③ペットボトルを唇でくわえたら、肛門を締めて唇により力を入れ、息を吸い込みます。実際に肛門を締めてみると、唇により力が入ることがわかるでしょう。腹筋の力も加わりますから、おなかを前に出す感じで、心の中で八秒数えるくらい我慢してみてください。

④おなかに力が入っているなと感じたら、唇をペットボトルの口から離さずに、まず肛門を緩めます。次に、意識して、おなかをへこませ、「ホーッ」と発声しながら、今度は息を吐き出します。最後に、ペットボトルは自然に唇から離します。

以上の①〜④までを一回と数え、小休止しながら、これを三回続けて行ってみてください。唇を中心に、その周りの筋肉が疲れた感じになり、顔も体も少し熱くなってくることでしょう。初めのうちは、元気にラッパを吹くときのように、やや上を向きながらやると、コツをつかみやすいかもしれません。

ペットボトル筋トレのやり方

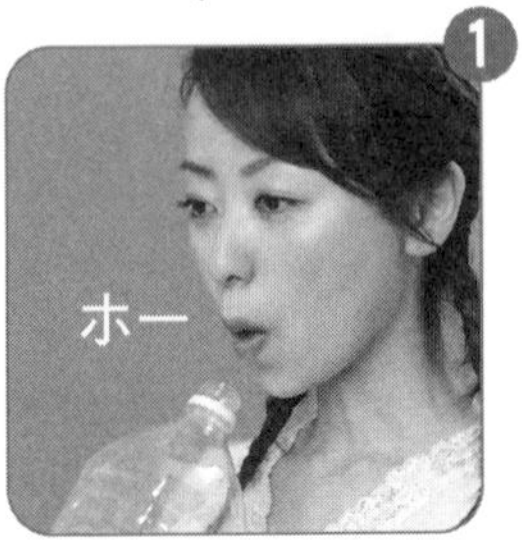

姿勢を正し、口を「ホ」と発音する形にして、唇を前に突き出す。実際に「ホー」と発声し、息を吐ききる

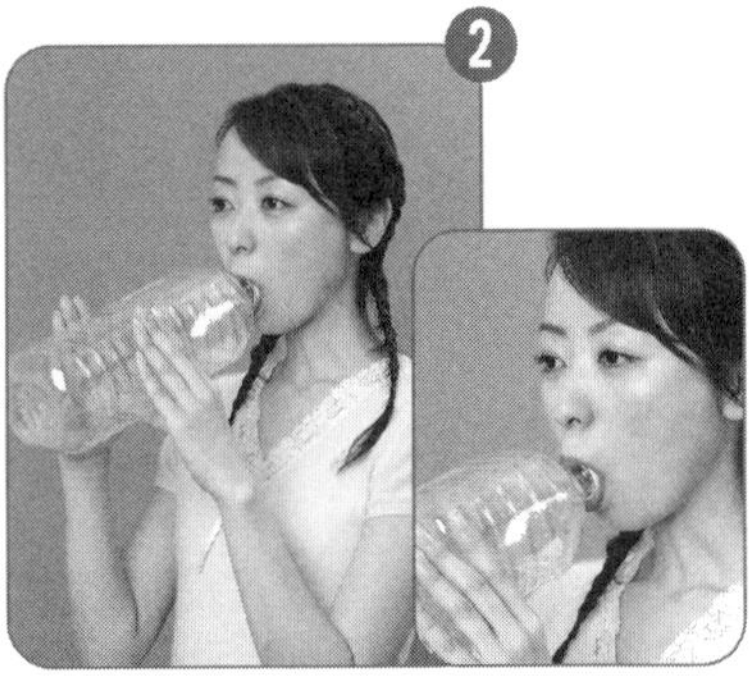

「ホ」の形の口のまま、ペットボトルの飲み口を唇でくわえ、唇を閉める。このとき、唇だけでくわえ、絶対に歯を使わない

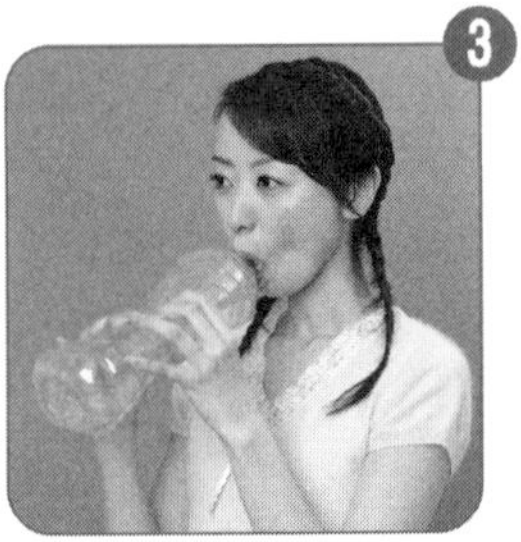

まず肛門を締めて、唇により力を入れて息を吸い込む。このとき、おなかを前に膨らますようにして、心の中で8秒数える

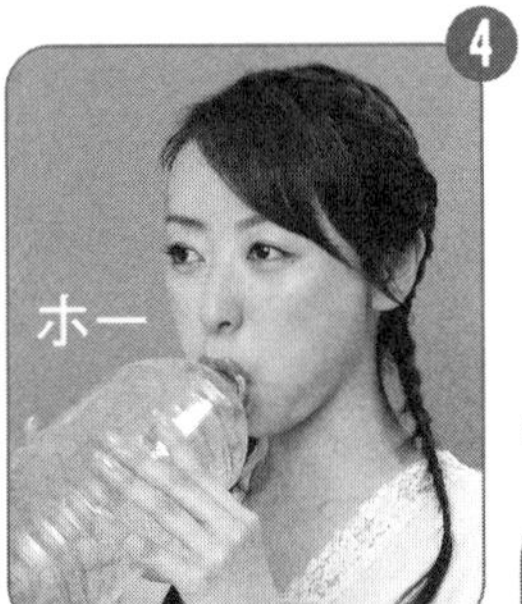

今度は息を吐き出す。まず肛門を緩めておなかをへこませ、「ホー」といいながら息を吐き続ける。最後にペットボトルは飲み口から離す

＊座って行ってもよい

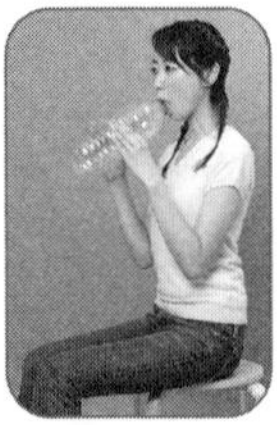

＊以上を1回に数え、小休止しながら、これを3回続けて行う
※やりすぎに注意！無理せず疲れたらやめてください。

ペットボトルを用いた「唇力チェック法」

唇力は、ペットボトルを使って自分で簡単に調べることができます。

五〇〇ミリリットルペットボトル入りの空のペットボトルを用意し、女性は一〇〇ミリリットル、男性は一五〇ミリリットルの水を入れてキャップをします。

そのペットボトルを、唇の力だけでくわえ、下を向いて、そのままの状態をできるだけ長く保ってください。

キープできた時間が一〇秒以上なら合格で、唇力はじゅうぶんあると判断します。一方、一〇秒以内で落としてしまった人は、唇力が衰えていると判断します。

ちなみに、歯を使ってくわえると、正確に唇力を測定できないので、歯を使わないよう注意しましょう。また、ペットポトルのキャップがすべって、どうしてもうまくいかないようなら、ペットボトルのキャップの部分に輪ゴムを巻いてから行うとよいでしょう。

なお、このチェック法は唇力の鍛練にもなりますが、口内炎や口の粘膜の荒れを引き起こすことがあるため、あくまで唇力のチェック法として、たまに行うことをお勧めします。

次のページに写真入りで解説をしておきます。

唇力のチェック法

1

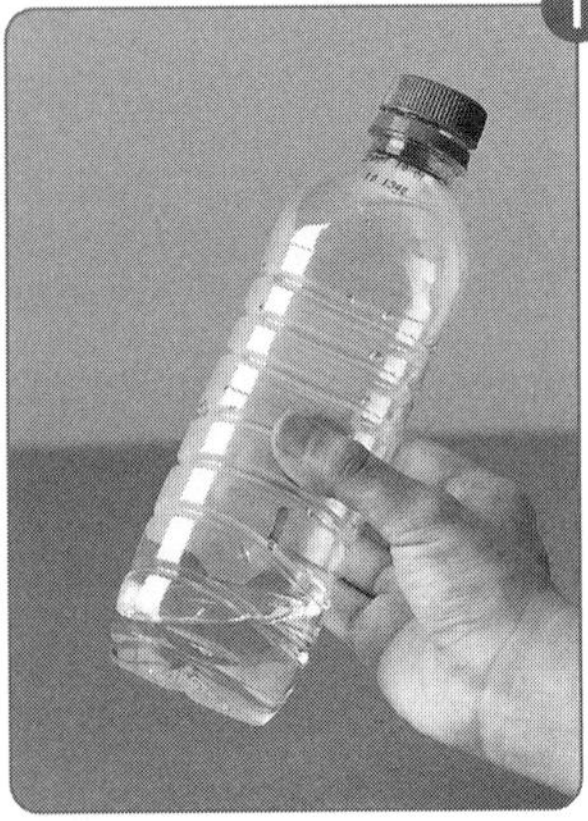

まず500mℓの空のペットボトルに、女性は100mℓ、男性は150mℓの液体を入れてキャップをする

2

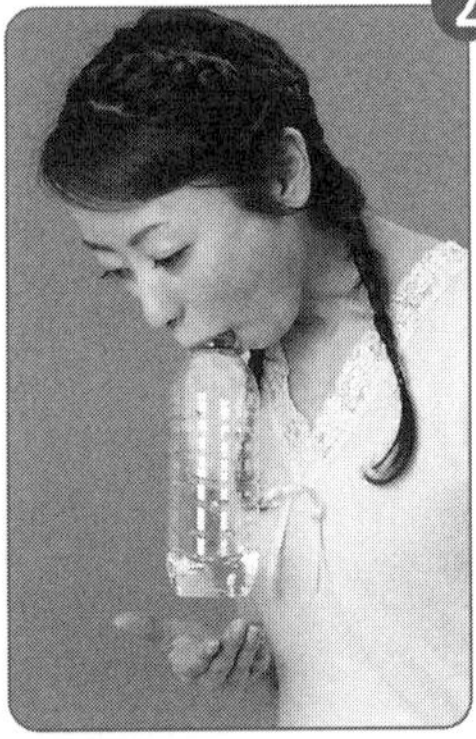

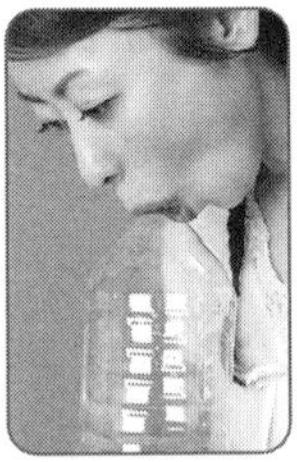

そのペットボトルを、唇の力だけでくわえ、下を向いてそのままの状態をできるだけ長く保つ。 10秒以上キープできたら合格

第4章 歯周病が改善した人、きれいを実現した人たちの喜びの声

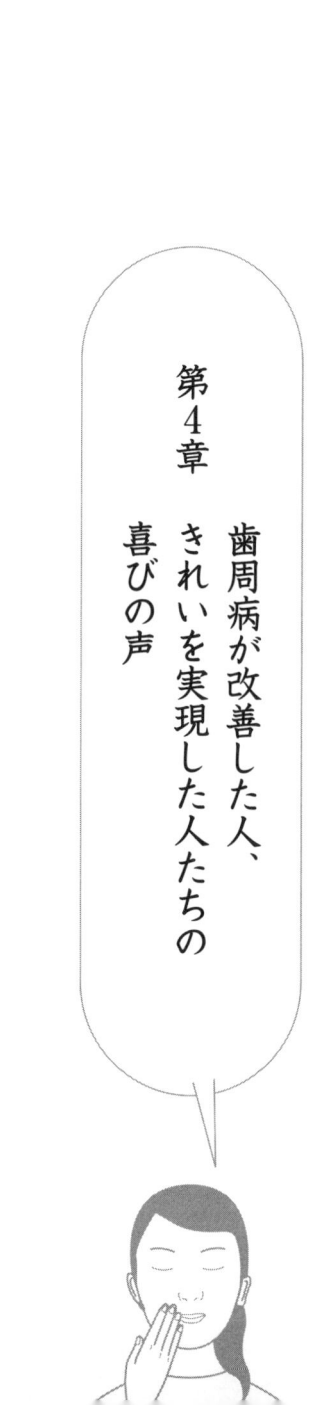

デンタル・アロマセラピーのセルフケアで歯周病が改善

大事な歯を抜かずにすみ、セルフケアの成果で歯茎の状態がとてもよくなった

H・Mさん（五十六歳）

◎「抜くのは最後の最後の手段です」

去年（二〇〇四年）の十一月から、宝田先生の歯科医院で治療を受けるようになりました。それ以前から、地元の歯科医院で治療を受けていました。私は歯が丈夫なほうではなく、疲れると、虫歯治療済みの歯茎《はぐき》が腫《は》れます。私の父は、虫歯は一本もなかったのですが、歯周病《ししゅうびょう》で歯が抜けてしまったこともあって、私も歯茎のことがとても気になるようになっていました。

はっきりと歯周病とはいわれなかったのですが、おそらく歯周病なのでしょう。歯を磨くと歯茎から出血したりしていました。

その歯科医院で一通りの治療をしたのですが、抜歯した箇所にはブリッジをかける方法やインプラントという選択肢もあると、先生から提示されていました。

しかし、ブリッジをかける治療は、抜いた歯の隣の歯を削らなければなりません。問題がない歯が傷められるのも嫌です。インプラントは手術をする必要もあり、未知の世界のものです。歯茎の状態がよくないところに、どんなに高度な治療を行っても無駄《むだ》なような気もしました。

なんとかよい方法はないものだろうか。そんなふうに思っていた去年の六月ごろのことでした。私が教えている太極拳《たいきょくけん》教室のメンバーの一人が、かわいらしい義歯《ぎし》といっしょに、宝田恭子先生のことを紹介してくれたのです。

宝田先生の歯科医院を初めて受診したのが十一月のことでした。診《み》ていただき、歯の抜けている箇所に金属の留め金のない新しいタイプの義歯をつくってもらいました。また、右の下の奥歯の一本の根元が二つに割れているとのことでした。ここのところの歯茎がいちばん悪かったようです。診察して宝田先生が、

「ここのところ（二つに割れている奥歯のところ）はかなり悪いけれど、抜くのは最後の

最後の手段ですから、これからケアをして、大事に使い、なんとかもたせるようにしましょう」

といってくださったので、その言葉を聞いただけで安心でき、先生を信頼することができました。

前述したように、前の歯科医院ではブリッジかインプラントにするしかないといわれ、決断を迫られていました。それに対し、宝田先生はバル・ブレスト（義歯）の装着に加え、「割れている歯も、なんとか抜かないで、もたせましょう」とおっしゃってくださいました。私の希望と合致している先生に出会えたことを、何よりうれしく思いました。

割れている歯は強力な接着剤で固定して、上から金属を被《かぶ》せて治療をしました。前述したように、以前の歯科医院では、隣の歯を削ってブリッジをかけるという方法しか提示していただけませんでした。

それが、宝田先生のところでは、こういう方法があることを提示していただいたことを、とてもうれしく思いました。そして、その治療はとても満足できるものでした。

◎「努力の賜物です。いい状態が保たれていますね」

こうして、留め金がない、新しいタイプの義歯をつくっていただき、治療はいちおう終わりました。このとき、まだ悪い歯のところの歯茎は腫れていましたが、宝田先生が、「（歯科医院での）治療はここまでで、あとは歯茎を引き締めることに専念しましょう」とおっしゃり、アロマオイル配合の歯磨きクリームを使ったブラッシングと、アロマオイル配合のローションを使った歯茎のマッサージをするように指導してくださいました。

アロマオイル配合の歯磨きクリームは、宝田先生が考案・開発したもので、精油（アロマオイル）を材料とし、研磨剤《けんまざい》や合成界面活性剤《ごうせいかいめんかっせいざい》を使っていない、画期的なものだそうです。また、歯茎マッサージ用のアロマローションは、何種類かのオイル（精油）をブレンドしていて、歯茎を引き締める効果が非常にすぐれているし、殺菌作用もあるといいます。

こうして、アロマオイル配合の歯磨きクリームとアロマオイル配合のローションを毎日使用するようになったら、歯茎の状態がとてもよくなってきたのです。歯茎から出血もしなくなり、もちろん、腫れることもなくなりました。

当初は、毎食後、歯磨きをして、朝と夜の二回はアロマオイル配合のローションでマッサージをしました。アロマオイル配合の歯磨きクリームできれいに磨いたあと、マッサージをします。

人差し指にオイルを一滴つけ、問題がある歯のところの、歯と歯肉の境目をとくにていねいにマッサージします。その後は、上の歯の歯茎の前面と後面をそれぞれマッサージし、下の歯も同じようにマッサージをします。

アロマオイル配合のローションでマッサージをしたあと、歯茎がとてもいい感触なのが、初めて試したときに実感できました。また、夜は就寝前に行いますが、朝起きたときに口の中がネバネバせず、スッキリしています。

以前に比べて日々のセルフケアにずいぶん時間をかけるようになりましたが、そうすることによって歯茎がよい状態に保たれるので、めんどうとは思わないし、苦痛でもなく、むしろ楽しみです。

先生からはまた、唇力《くちびるりょく》を強化する「美顔筋トレ」を教えられ、指導していただきました。唇力を強化すると口呼吸が予防でき、唾液《だえき》の分泌《ぶんぴつ》が促されるので歯周病の予防や改善に役立つそうです。唇運動にはいろいろな方法がありますが、私はときどき「はっきり読みエクササイズ（一一二ページ参照）」を行っています。

つい先日（七月初め）も先生の診察を受けましたが、

「努力の賜物《たまもの》で、いい状態が保たれていますね。今後も歯茎をよい状態に保てるかどうかはセルフケアの問題です。がんばってください」

と励まされました。

根元が割れていたいちばん悪い歯は、いつか壊れるかと思っていましたが、今まで持つことができました。成果を励みに、これからも日々のセルフに努めるつもりです。

＊宝田恭子先生のアドバイス

歯肉マッサージローションもアロマオイル配合の歯磨きクリームも、どのくらいの時間をかけ、どのように使用すると歯茎がよい状態に保たれるかを、Ｈ・Ｍさんは最終的にご自身で見出しました。

ご自分の歯茎をよく見て、ていねいにマッサージを続けたから、現在のようによい状態が保たれているのだと思います。

健康づくりに太極拳を行っているＨ・Ｍさんは、体調管理には自信を持っていらっしゃるでしょうが、風邪を引いたり睡眠不足が続いたりすると、歯茎のコンディションにもすぐに影響が出ます。そのことにだけ気をつけ、今のセルフケアをしばらく続けてみてください。

夫婦そろって歯周病の歯茎をよい状態にコントロールできるようになった

渡辺切文さん（六十八歳）／渡辺とし子さん（六十四歳）

◎妻・とし子さんのケース

私は子供のころから間食をしません。三度の食事をきちんと食べるようにしつけられたからです。何か間食をすると、そのぶん、食事がおいしくなくなります。その習慣が身についているため、今も間食をしないのです。

しかし、虫歯になりやすい家系のためか、子供のころから割合に歯医者さんとは縁が切れないでいました。宝田歯科医院へは先々代、つまり恭子先生の義父の大先生の時代から診《み》ていただいています。

歯がグラつくようになったのは、今から五～六年前のことでした。虫歯に始まって、だんだんと歯周病《ししゅうびょう》になってきたように思います。以来、定期的に通院して、恭子先生に診てもらっています。

歯茎《はぐき》を丈夫にするために、三年前からはアロマオイル配合の歯磨きクリームとアロマオイル配合の歯肉マッサージローションを使っています。おかげさまで、だいぶ落ち着いてきています。

私の場合、特別に悪い箇所があるのではないのですが、右側の歯で噛《か》む癖があるためでしょうか、たまにですが、右の犬歯から奥歯にかけての歯茎が痛くなることがあります。食べたものが歯と歯肉の境目にはさまって、それによって歯茎が傷つき、炎症を引き起こすようです。

痛くなると、診察へうかがって専門的な処置をしていただいています。それ以外は、三カ月に一回定期検診に通い、歯茎の状態をチェックしていただき、歯と歯の間や歯周ポケットをクリーニングしてもらいます。

前述したように、ふだんはアロマオイル配合の歯磨きクリームとアロマオイル配合の歯肉マッサージローションでセルフケアをしています。

朝起きたらすぐ、アロマオイル配合の歯磨きクリームで歯を磨きます。そして、朝食をとったあと、またアロマオイル配合の歯磨きクリームで歯を磨き、続いてアロマオイル配合のローションで歯茎をマッサージします。昼食後と夕食後も同様です。アロマオイル配合の歯磨きクリームもアロマオイル配合のローションも、どちらも使用したあと、口の中、とくに歯茎がさっぱりして非常に快適です。

アロマオイル配合のローションは、指にオイルを一滴つけて、まず、歯と歯茎の境目をていねいにマッサージしてから、その後、歯茎全体をマッサージします。また、歯と歯の間の汚れを取るために、歯磨きをしたあとは、電動シャワー付きの電動歯ブラシを使っています。ですから、正確には、電動歯ブラシを使ったあとで、最後にアロマオイルで歯茎をマッサージします。

私の場合、全体的に歯茎の状態はよくないようですが、アロマオイル配合の歯磨きクリームとアロマオイル配合の歯肉マッサージローションのおかげで、なんとか悪化しないようにコントロールできていると思います。これからも、歯茎をよい状態に保ち、歯周病を悪化させないために、この二つは手放せないでしょう。

◎夫・切文さんのケース

私は子供のころから虫歯で治療したという経験はあまりなく、歯医者さんは縁遠い存在でした。歯医者さんに行く機会が少ないぶん、歯周病に気づくのが遅くなったようにも思います。

五十代半ばになって、虫歯と歯周病の両方になってしまいました。当時は会社勤めをしていて、勤務先の近くにある歯医者さんへ長い期間通いましたが、治療は内服薬だけで、しかも、何本か歯を抜かれてしまいました。

その後、妻が歯周病の治療で通っていることもあって、宝田医院へ替えて、現在まで恭子先生に診ていただいています。歯科での歯周病の専門的な治療が終わったあとは、セルフケアとして漢方のうがい薬を使用し、歯肉の悪化を防止するように努めてきました。

そして、三年前からは、アロマオイル配合の歯磨きクリームで歯を磨くのと、アロマオイル配合のローションを使って歯茎をマッサージするのがセルフケアの柱となりました。宝田先生によると、このオイルは歯茎を引き締める作用と抗菌作用を併せ持っているそうです。

歯磨きは、朝起きたときと、毎食後、そして就寝前の一日四回行っています。その後、毎回ではないですが、平均して一日に二～三回、アロマオイル配合のローションを使って歯と歯茎の境目から、さらに歯茎全体を指でマッサージします。宝田先生の話では、歯周病が中等度以上進んでいる場合は、このアロマオイルを使ったマッサージがとくに大事だそうです。

今では歯茎はよい状態に保たれていますが、このアロマオイル配合のローションを使ったマッサージの効用が大きいと思っています。

現在では、下の歯の左右とも、奥歯から四本目のあたりの歯肉が少し悪いと思われる程度です。化膿《かのう》しないし、腫《は》れるわけではありませんが、たまにちょっと違和感があることがあります。しかし、全体的には、すごく調子がいいといえます。

そのため、宝田先生からは、三カ月に一度は必ず定期検診に来るようにといわれているのですが、ついつい先延ばししてしまいます。最初から宝田先生に診てもらっていたら、おそらく歯を抜くこともなかっただろうにと、今さらながら少し残念に思います。

＊宝田恭子先生のアドバイス

お二人は、歯肉をとても大切にされています。いつもお互いの歯のことについてよく話をされているそうで、ぜひ見習いたいご夫婦の姿です。お二人とも歯茎がよい状態に保たれていますが、これもデンタル・アロマセラピーのセルフケアの賜物《たまもの》です。その熱心さとていねいさには頭が下がります。

すっかり私も安心しているものですから、最近では定期検診に来られたときも、歯の状態よりも、体調のことをまず聞くようになりました。今後も今と同じようにセルフケアを続けていけば、お二人の歯は大丈夫に違いないでしょう。いつまでも元気で素敵なご夫婦でいていただきたいものです。

大学病院で上の歯を全部抜くしかないといわれた歯周病がウソのように改善

宮崎幸江さん（仮名、五十九歳）

◎三カ所の大学病院で見放された

私が宝田恭子先生の歯科医院で診察を受けるようになって、ちょうど六年になります。宝田先生には、感謝してもしきれません。というのは、先生の治療を受けていなかったら、歯周病《ししゅうびょう》のために上の歯を全部抜くことになっていたはずだからです。

たまたま朝日新聞の記事を目にしたのが、先生にお会いするきっかけとなりました。それは、横浜・戸塚の歯科医の先生が、歯周病の治療や予防に漢方のうがい薬を取り入れて成果を上げているという記事でした。進行した歯周病で、抜歯するしかなかったのが、漢方のうがい薬を使ってうがいをすることで歯茎《はぐき》の状態が改善し、抜かないですんでいる、という話が紹介されていることに強く興味を持ちました。

というのは、ちょうどその一週間後には、大学病院で抜歯をする予定でいたからです。

どうしても上の歯を全部抜くしかないといわれ、しぶしぶですが同意せざるを得ないところまできていました。

その以前にも二カ所の大学病院で治療を受けましたが、結論は同じで、抜くしかないというのです。私の歯周病は相当進んでいたようです。ある大学病院では、扱いかねたのでしょうか、開業の歯科医院を紹介し、そちらで治療を受けるように指示されました。

三カ所目の大学病院は、担当が女医さんで、なんとか抜かないですむようにできる限りのことをしてくださいました。しかし、歯茎が腫《は》れてくるとウミを切除して出し、化膿《かのう》止めの薬を服用することのくり返しです。

歯石《しせき》を定期的に除去していただき、また、歯石をつけないために徹底して歯磨きをするように指導されましたが、歯石&歯磨き恐怖症とでもいいましょうか、歯石がたまるのを恐れるあまり、ものを食べるのがいやになったのです。

半年間続けたところで、先生から「歯をもたせるのはもう限界です」といわれてしまいました。すでに、上の歯は前の六本しか残ってなく、残っている歯も全部抜くしかないといわれていた状態で、しかもまた歯茎が腫れてきていました。

どうしても漢方のうがい薬を使ってみたいと思った私は、記事が出ていた朝日新聞に、横浜・戸塚の歯科医院の連絡先を教えてもらおうと思って電話をしました。すると、「漢方のうがい薬を治療に取り入れている歯科医院が小岩にもあるので、戸塚より近いからいいのではないですか」と、宝田医院の連絡先を教えてくれたのです。

◎一本も抜くことなく自分の歯として使えている

初診のとき、宝田先生は私の歯と歯茎の状態を診《み》て、首をかしげていました。それほどひどい状態だったのでしょう。しかし、「とにかく、抜かないですむように、できる限りやってみましょう」と、おっしゃってくださいました。以来六年がたちましたが、現在まで一本も抜かないですんでいます。

最初の二年間は、定期的に通院し、治療を受けるとともに、セルフケアとして漢方のうがい薬を使用しました。三年前からは、それに代わって、アロマオイル配合の歯磨きクリームとアロマオイル配合の歯肉マッサージローションがセルフケアの中心になり、現在も続けています。

食後の三回と就寝前の一日計四回、まずアロマオイル配合の歯磨きクリームで歯を磨きます。歯と歯茎の境目に始まり、上下の歯の裏表全体をていねいに磨きます。それが終わったら引き続き、オロマオイル配合のローションで歯茎をマッサージします。

オイルを指につけて、まず、歯と歯茎の境目を指の腹でマッサージします。前面と後面の両方です。いちばん悪い上の歯のあたりはとくにていねいに行います。そして、上下の歯茎の前面、後面も全体的にマッサージします。

このアロマオイル配合のローションで歯茎をマッサージすると、歯茎の具合がとてもいいですね。現在でも体調が悪いと、上の右の端の歯のあたりの歯茎はときどき腫れますが、ちょっとした軽い腫れはアロマオイル配合のローションでおさまります。

もちろん、そういうときは宝田医院へ診療に行き、歯茎の状態を診ていただくとともに専門的な処置をしてもらいます。

私は歯周病が相当進行していたので、歯周ポケットはかなり深いようです。先生は、歯周ポケットの中にもアロマのオイルを入れてくれます。

宝田先生は、歯に関すること以外にも、健康にいいことをいろいろと教えてくださいます。豆乳ジュース（くわしくは第5章を参照）も女性の健康や歯周病によいと勧められました。豆乳は苦手だったのですが、努力して飲んでいたら、今では嫌いではなくなりました。

大学病院で全部抜くしかないといわれた上の歯は、現在まで一本も抜くことなく、自分の歯として使えています。もちろん、この先も一本も抜きたくないので、これからもずっと宝田先生に診ていただき、アロマオイル配合の歯磨きクリームとアロマオイル配合の歯肉マッサージローションによるセルフケアを継続して行いたいと思っています。

＊宝田恭子先生のアドバイス

歯茎の不調は、意識して舌や指の腹でよく探って観察しないとわかりません。このことを私は宮崎さんから教えられました。

宮崎さんは重度の歯周病でした。正直な気持ち、現在までよく歯を抜かないで残せてきたと思っています。それは、歯周病ときちんと向き合い、生活リズムや食生活を含めて、本人の日々の努力の賜物《たまもの》以外の何物でもないと思います。

今では、定期検診に来院するのが遅れたりして、宮崎さんの顔が見えないと、大病でもしたのではないかと別の心配をしてしまいます。それほど定期検診を大切に考え、欠かさずに来院する模範的な患者さんのお一人なのです。

歯周病は自分でコントロールできると、適切なケアを教えてくれた先生に感謝

重山憲子さん（五十六歳）

◎歯茎がブクブクして血やウミが出てくる

宝田先生によると、私の歯は根がとてもしっかりしているのだそうです。

「お母さんに感謝してもいいいんじゃないですか」

と、いつもおっしゃいます。

なるほど、歯自体がいいことは自分自身わかりますが、今年（平成十七年）になってから、歯茎《はぐき》の状態が悪いことに気づきました。よく見ると、歯と歯茎の間が歯周病《ししゅうびょう》っぽく、境目のあたりの色もよくありません。とくに上の前歯の中央の二本のあたりの歯茎がブクブクしていて、指で押すと血ウミみたいなものが出ます。

虫歯はほとんどなかったので、長い間歯医者さんへ行ったことはありませんでした。実は一〇年くらい前から、歯茎がちょっと後退した感じ（下の歯茎が下がり、上の歯茎が上

がった感じです）がありました。けれど、なんとなくそんな気がするなぁという程度で、深刻にはとらえていませんでした。

また、いつごろからかははっきり覚えていませんが、上の前歯の中央の二本のあたりの歯茎がブクブクした感じがするようになっていました。歯磨きをしたときや冷たいものを飲んだときに、神経が当たるのでしょうか、イラつくのです。

しかし、ふだん痛いということはありません。また、住まいの近くにいい歯医者さんがいないこともあって、治療をしないままでした。診《み》てもらわなければいけないと考えるようになってからも、しばらく月日がたってしまいました。

それが今年になって、息子がたまたま宝田先生の医院へ虫歯の治療に行ったのがきっかけで、私も先生の治療を受けるようになったのです。

「あそこの先生、どう?」と息子に聞いたところ、「いいみたい」というので、診察にうかがったのです。すると、運がいいことに、期待どおりで、私の考えに近い治療をしてくださる先生だったのです。

◎歯茎の色がよくなり血もウミも出なくなった

初めて治療にうかがったのが、四月二十二日のことでした。普通、歯科医院の治療というと、まずレントゲンを撮って、悪いところがあったら削って、詰めたり被《かぶ》せたりというのが定番ですが、宝田先生の治療は違いました。歯を抜かないことを第一に考えてくださるのです。

宝田先生のところで治療を受けるようになって、自分でケアすることに関心を持つようになりました。歯茎を丈夫にするためのセルフケアとして、アロマオイル配合の歯磨きクリームでブラッシングすることと、アロマオイル配合のローションで歯茎をマッサージする方法を指導され、毎日行うようになりました。

アロマオイル配合の歯磨きクリームには、抗菌作用や歯茎を引き締める作用、さらに鎮静作用もあるといいます。また、アロマオイル配合のローションは、とくに歯茎を引き締める効果があるそうで、中等度以上の歯周病の患者には必ず、アロマオイルを使って歯茎をマッサージするように指導しているそうです。

歯磨きは朝昼夜と就寝前の一日計四回、行います。歯と歯茎の境目の汚れを取るには、歯面に対して直角に歯ブラシを当てて磨くように指導されましたので、全部の歯の前面、後面ともに、その方法で磨くようにしました。

アロマオイル配合のローションによるマッサージは一日一回、就寝前に行います。きれいに歯磨きをしたあと、人差し指にオイルを一滴たらします。まず、いちばん気になる前歯のあたりをマッサージします。歯と歯茎の境目をていねいにマッサージします。そして、今度は歯茎全体をマッサージします。

一〇回ほど指をずらしながら上の歯の前側全体をマッサージしたら、次に、裏側全体を同じようにマッサージします。そして、下の歯に移り、歯の前面と後面に同じように行います。

アロマオイル配合のローションでマッサージをすると、歯茎が非常に気持ちよく、歯茎によい作用をしているな、と実感できます。

今では、歯茎の色は全体的によくなってきました。もともと、そんなに変な色ではなかったと思いますが、以前よりもよくなったのです。歯と歯茎の境目が赤かったのですが、赤みが取れました。また、上の前歯の中央の二本のうちの一本から、押すと血ウミが出ていたのが、出なくなりました。

宝田先生の指導を受けるようになって、自分にとっていちばんよかったのは、歯や歯茎に関心を持つようになったことです。このセルフケアを続けてまじめに実行したら、こんなにも歯茎の状態がよくなってきたのですから、当然かもしれません。効果が確実に得られるので、それが励みになり、やる気になります。

歯に関心を持ったからでしょうか、つい最近、下の右の奥歯の一本が、何かおかしいと自分で気づいたのです。側面から虫歯になっているようで、近々、その治療を行ってもらう予定です。

宝田先生に何より感謝したいのは、歯周病は自分でコントロールできるということと、そのための適切な手段を提示してくださったことです。

歯周病も生活習慣病の一つと聞いたことがありますが、生活習慣病はさまざまな生活習慣が原因で発症する病気の総称です。ということは、生活習慣を改めることによって改善や予防ができるということです。ただし、適切な方法を知らないと、どうにもならないでしょう。

アロマオイル配合の歯磨きクリームでブラッシングすることと、アロマオイル配合のローションで歯茎をマッサージすることによって、歯茎がよい状態にコントロールできることを実感してから、毎日セルフケアするのがむしろ楽しみです。これからも続けて行い、自分の歯と歯茎を大事にしていきたいと思います。

＊宝田恭子先生のアドバイス

「外食なんかより、お母さんが作る料理がいちばん」と、息子さんがいってくれるのが何よりうれしい、と語る重山さん。初めて診察に見えたとき、ブクブクしている歯茎にとても不安そうな表情だったことを今も覚えています。

それが三カ月たったころには、歯茎がピンク色で引き締まり、そのうえ、ツルツルしてきました。その後、笑顔で来院されるようになりましたが、そのころからデンタル・アロマセラピーのセルフケアに自信が持てるようになったのではないでしょうか。今では、私のほうが重山さんから元気をいただくばかりです。

進行した歯周病がデンタル・アロマセラピーのケアで改善し安心して暮らせる

井上涼子さん（仮名・五十一歳）

◎「抜かないでなんとかしましょう」

宝田先生の歯科医院を初めて受診したのが、平成十一年のことでした。実はその一年前に急に歯周病《ししゅうびょう》になり、すごく痛い思いをしました。とくに左の上の奥歯の一本が悪く、歯肉が下がって歯が伸び、しかもグラついていました。食べているとき、そこに食べ物が当たると、とても痛いのです。ひどいときは、話をしていても痛いことがありました。痛みを我慢していると、同じところの下の歯まで腫《は》れてきてしまいます。

私は、もともと歯は丈夫なほうで、虫歯がなかったため、自然に歯科医院からも遠ざかっていました。必然的に歯や歯茎《はぐき》に無関心すぎたようで、それがよくなかったのでしょう。近所の歯医者さんへ何カ所か通院しました。どの歯科医院でもそれを削られ、このままでは抜歯まで遠くないかもしれないと、不安がつのっていました。一本抜くと次々に隣が危うくなっていくと人から聞いていて、怖くもありました。

そんなとき、朝日新聞に新しい薬を使って歯周病を治療している歯科医の先生の記事が載《の》りました。確か、抗真菌剤《こうしんきんざい》を使ってカビ（真菌）を殺すと歯周病が改善するという話でした。その薬を試してみたいと思った私は、すぐに新聞社へ問い合わせました。すると、電話に出た方が、同じ治療が受けられる歯科医院として宝田医院の連絡先を教えてくださったのです。救いの記事でした。

初診のとき、宝田先生が、「抜かないでなんとかしましょう」といってくださったので、ほっと安心したことが今も記憶に残っています。

◎その場で痛みが落ち着く

最初の一時期、抗真菌剤を使ってうがいをしていましたが、その後、いくつか方法を替え、三年前からはアロマオイル配合の歯磨きクリームとアロマオイル配合の歯肉マッサージローションを使うようになりました。これらはセルフケアの手段で、そのアロマオイル配合の歯磨きクリームを使って磨き、アロマオイル配合のローションで歯茎をマッサージします。

歯磨きとマッサージは、朝、晩と就寝前の一日三回行っています。

まず、一本一本、歯と歯茎の境目をとくにていねいにブラッシングします。そして、その後、手をきれいに洗って、人差し指にオイルを一滴つけてマッサージをします。とくにいちばん悪い歯の歯と歯茎の境目のあたりは、やさしく、ていねいに行います。そして、上の歯の前面、後面の歯茎全体をマッサージしてから、下の歯を同じようにマッサージします。

いちばん悪い左の上の奥歯のあたりや知覚過敏のあるあたりは、強くブラッシングすると不安なので、あまりよく磨けません。ところが、指でマッサージするのは、感触がよくわかり、強さを手加減できます。ですから、悪いところはもっぱらアロマオイルマッサージ頼みです。

また、通院のたびに、歯周ポケットの中にアロマオイルを入れていただいています。ちなみに、いちばん悪い歯のところは、歯周ポケットは相当深いようです。

おかげさまで、いちばん悪かった左の上の奥歯の一本は、現在もグラついてはいますが、今日まで抜かないですみ、もちこたえています。初診のときよりも、よくなってはいないのですが、進行はしていません。そして、自覚的には、初診のときよりも歯茎の状態はよいのです。

ただし、睡眠不足が続いたりして無理をすると、悪い歯のあたりの歯茎が腫れてきます。宝田先生のところにかかるようになった初めのころは、歯茎が腫れてくると、そのたびに治療にうかがっていました。そうしないと、どうにもならなかったからです。ところが今は睡眠不足で腫れてきても、歯磨きとマッサージで、自分でコントロールできます。

腫れると痛みはありますが、アロマオイルでマッサージをすると、その場で痛みが落ち着きます。歯磨きとアロマオイルのマッサージの二つの手段を続けていれば安心して暮らせる、という感じです。

最近は、夫もアロマオイル配合の歯磨きクリームでブラッシングして、その後、アロマオイルで歯茎をマッサージするようになりました。やると調子がよいらしく、専用オイルを用意して続いております。

＊宝田恭子先生のアドバイス

「歯茎をマッサージすると、痛いのが止まるんです。これは、歯周病をわずらった人にしかわからないと思います」

と井上さんが語ってくださったことがありますが、今でも忘れられない言葉として心に留めています。

私自身、現在は歯周病ではないですから、患者さんの話の中から新たな発見をさせていただくことがよくあります。歯科医師から見るとささいな訴えと思えることでも、聞き落とさないように記録し、それを参考にして定期管理していくことが、患者さんの歯を残すために歯科医師として大事なことだと思っています。

井上さんの歯周病は相当進行していましたが、なんとか一本も抜かないですみました。これもひとえにセルフケアの努力の賜物《たまもの》です。「心配がなくなって安心して暮らせるのがいちばん」とおっしゃるのを聞くと、私もうれしく思います。

ブヨブヨしていた歯茎がセルフケアの成果で引き締まりピンク色になった

鬼木ヨシ子さん（七十二歳）

◎歯茎がスッキリし、気持ちもさわやか

宝田恭子先生とは一五年くらいおつき合いをさせていただいています。最初は虫歯で治療に行っていましたが、歯がグラグラ動いていて、歯茎《はぐき》がブヨブヨしていました。たぶん歯周病《ししゅうびょう》なのでしょう。

先生の治療のいちばんの特徴は、歯を抜かないことです。

三年前からは、先生に勧められて、アロマオイル配合の歯磨きクリームとアロマオイル配合の歯肉マッサージローションを使うようになりました。この歯磨きクリームで歯を磨いたあと、アロマオイル配合のローションで歯茎をマッサージします。アロマオイルのマッサージは、最初のころは指で行っていました。しかし、オイルですから、指につけるとベタつくし、独特のにおいもあります。そこでビニール製の歯ブラシを薬局で買ってきて、

その歯ブラシにアロマオイルを一滴たらして、歯茎をマッサージするようにしました。

このブラッシングとマッサージを毎日続けたところ、今では歯茎が引き締まってきて、色もピンクになってきました。以前、歯茎がブヨブヨしていたのがウソのような変わりようです。宝田先生も「だいぶよくなってきましたね」と、おっしゃってくださいます。

不思議なのですが、アロマオイル配合の歯磨きクリームで歯を磨くと、気持ちが落ち着くといいますか、とても気分がいいのです。アロマオイルでマッサージをしたあとも、気分がさわやかですし、歯茎もスッキリします。今は歯茎でとくに悪いところはないのですが、もうちょっと早くこのアロマオイルを使っていればと、少し残念な気持ちもします。

＊宝田恭子先生のアドバイス

現在、体調不良のご主人をサポートなさっている鬼木さん。オーバーワークの日もあるでしょう。無理をすると歯茎の腫《は》れや違和感が現れるのをよく知っているのはご自身です。多忙なときでも、そのときの歯茎の調子に合わせて、デンタル・アロマセラピーのセルフケアの回数や時間も調整できる方です。だから、歯茎がよい状態にキープできているのでしょう。現在、ちょうど二〇本、自分の歯が残っています。あと八年、この状態を保って、八〇二〇の表彰状をいただくという目標を持ってください。

美顔筋トレ、ペットボトル筋トレ、豆乳ジュースで〝きれい〟を実現

美顔筋トレで悩みの小さな目がパッチリし、ほおも引き締まって小顔に一変

一木祐子さん（二十三歳）

◎目の大きさがアンバランス

私が最初に宝田恭子先生の歯科医院を訪れたのは、一昨年（平成十五年）十月のことです。歯の治療のためだったのですが、やがて雑誌などを通じて、宝田先生が小顔になるエクササイズ「美顔筋トレ」の普及活動をしていることを知りました。

美顔筋トレは、ただ顔を引き締めて小さくするだけでなく、唇の周りの筋力を鍛えて、ポカンと口が開くのを防ぐ効果があるということでした。

私も、とくに空気が乾燥した冬場になると、睡眠中、知らず知らずのうちに口がポカンと開いているようで、朝目が覚めると、のどがカラカラに乾いているということがよくありました。こうしてのどを痛め、それが原因で、ひと冬に三～四回、風邪を引くということをくり返してきたのです。

先生によると、私の場合、「空気を鼻から吸って、鼻から吐く」という本来の鼻呼吸ができておらず、「口から吸って、口から吐く」という口呼吸になっているといいます。そして、口呼吸になるのは、唇の筋力が低下しているためだということでした。

そこで、さっそく、先生にやり方を教わって、美顔筋トレを始めることにしました。最初のうちは、唇にはめて筋力を鍛える専用の器具を使っていましたが、やがて先生が器具を使わないでできるエクササイズを考案したので、それに切り替えました。

私が主に行っているのは、「とびきり変な顔エクササイズ」です。

これは、顔の前に左右どちらかの人差し指を持ってきて、唇を突き出します。人差し指に目の焦点を合わせ、指の動きとともに目と唇を、正面、真横、真上、真下というぐあいに移動させ、それぞれ一〇秒ずつ、動きを止めます。これで、唇周りの筋肉が鍛えられるのだそうです。

言葉にすると簡単ですが、実際にやってみると、思いのほか筋肉に負荷《ふか》がかかり、顔の筋肉が鍛えられているのがわかります。

私の場合、自分で自覚していたし、先生からも指摘されていたのですが、右目より左目が小さく、右より左のほおにたるみが見られるなど、顔の左半分の筋力が弱っていました。そこで、右よりも左に重点を置いて美顔筋トレを行うようにしました。

◎始めて一カ月でほおのたるみに変化

私は一日一回、夜に美顔筋トレを行っています。回数は右三回、左三回です。

こうして文章にすると、試したことがない人は、回数が少ないように思うかもしれませんが、実際にやってみると、たったこれだけの運動でも、顔の筋肉がビンビン刺激されているのが実感できます。

始めてわずか一カ月くらいで、効果が出てきました。左のほおのたるみが以前ほど気にならなくなってきたのです。心なしか、左目が若干大きくなり、右目との差が縮まったようでした。

さらに効果を実感できたのは、それから一カ月後、美顔筋トレを始めて二カ月後のことです。友達から「やせた?」とか「顔が小さくなったんじゃない」などといわれるようになったのです。内心、にんまりしてしまいました。また、このころには、左目が右目と同じくらいに大きくなり、左のほおの線がよりシャープになってきました。

睡眠中に知らず知らず口をポカンと開けてしまうこともなくなったようで、起きぬけののどのカラカラも解消し、風邪を引く回数も激減しました。

宝田先生をはじめ、最近は四十代、五十代の美しい女性がふえてきました。こういう女性たちはみなさん一様にプロフェッショナルな仕事を持ち、若々しくいきいきと輝いています。私にとって憧《あこが》れの存在です。

私は、女性のほんとうの美しさは、心身の健やかさがベースだと思っています。そのため、バランスのいい食事をとったり、ジムに通って体を鍛えたりするなど、自分なりに工

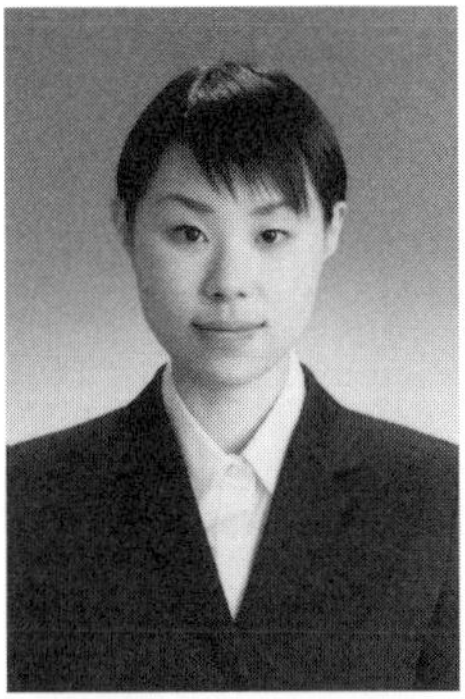

ほおのたるみと小さい左目が悩みだった

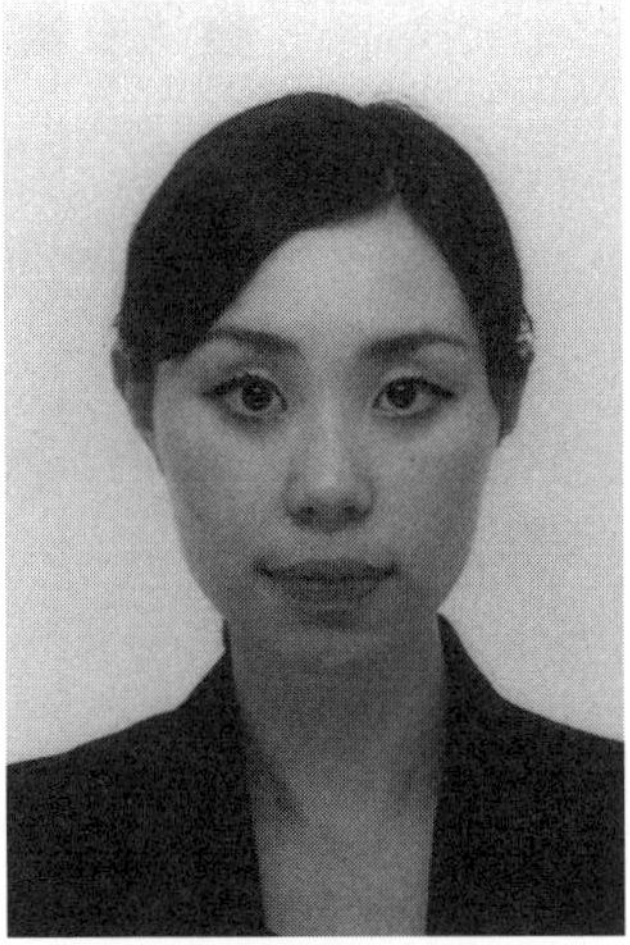

顔のラインが引き締まり目の大きさもそろって大人顔に変身

夫しています。美顔筋トレも、心身を健やかにしてくれる、私なりの美容法の一つです。実際、風邪を引きにくくなりましたし、顔の左右差も解消されました。これからもずっと美顔筋トレを続けていき、理想の女性を目指します。

＊宝田恭子先生のアドバイス

最近、若い女性に口呼吸の人がふえています。口呼吸の習慣がある人は、顔が左右非対称で、風邪を引きやすいし、よく噛《か》んで食べないなどの共通点があります。

一木さんは、以前はポチャとした学生さんらしい容貌《ようぼう》でしたが、美顔筋トレを行ってからは、あごがシャープになり、女性らしい美しさに見事に変身しました。あごのラインが美しくなったのを自覚されたのでしょうが、髪形をソバージュにして来院したとき、以前とは別人のような印象を受けました。

女性は自分の容貌に自信が持てないと、おしゃれもあきらめてしまいます。それが、自信が持てるようになると、髪形、ファッションはもちろん、生き方も変わってきます。

なお、美顔筋トレは、顔の筋肉を強化し、たるみを解消して、毛穴を引き締めます。この毛穴引き締め効果は相当なもので、ひげを剃《そ》ったあとに脂っぽいということがなくなり、脂取り紙が不要になったという男性が数人います。

美顔筋トレでほおとあごのたるみが消え、目もとと額のシワも薄くなった

久保栄子さん（五十八歳）

◎外出先のバスの中でもできる

もともとの丸顔が、さらに丸くなったのに気づいたのは、今から四年前、五十四歳ごろのことです。若いときに顔がふっくらしているのは、はつらつとしていていいものですが、中年以降のふっくら顔はかえって老《ふ》けて見えます。私は三〇年近く美容関係の仕事をしており、美容には人一倍気をつかってきたつもりです。

それなのに、ふっくら顔に拍車がかかっているのに気づいたとき、寄る年波には勝てないのかと、しばし呆然《ぼうぜん》としてしまいました。

ところが、ラッキーなことに、それからまもなく、地域の広報紙で、歯の噛《か》み合わせを正し、唇の筋肉を鍛えることで顔が引き締まる、という歯医者さんが書いた記事を目にしました。そこでさっそく、その記事を書いた宝田恭子先生の歯科医院を訪れ、先生に診《み》て

もらったのです。

先生のお話では、私の奥歯は左が噛み合っておらず、右の歯ばかり使っているために、顔にゆがみが生じているというのです。とくに顔の左半分にたるみが見られるということでした。

歯の調整とともに、顔の筋肉を鍛えて引き締めるための「美顔筋トレ」のやり方を教えていただき、家で実践するようになったのです。最初のうちは、唇に装着して使う器具を使用して行い、慣れてからは、器具を使わないエクササイズを併用しています。器具を使う筋トレは家で行い、器具を使わないエクササイズは、外出時、バスに乗ってほかに乗客がいないときなど、すき間時間を利用して行っています。

美顔筋トレはきわめて簡単で、目や唇などのパーツを全部顔の中心（鼻先）に寄せるように、顔をキュッとしかめ、パッと離す、というものです。できるだけ変な顔になるように、顔に力をこめて行います。これを一日二～三度、一度に三～四回くり返すようにしました。

また、初診のとき先生に指摘されましたが、食事のときに右の歯ばかり使わず、左の歯も意識して使い、左右均等に噛むようにしました。

◎「お母さん、顔が若返ったね」

こうして美顔筋トレを行うようになって一カ月くらいたったころのことです。たるみがちだった顔の左半分が、右と同じくらい引き締まってきたではありませんか。

また、あごのラインがスッキリして、友達から「やせた？」とか「顔が小さくなったわね」などと口々にいわれるようになったのです。ほめられるのがうれしくて、よりいっそう美顔筋トレに励むようになりました。

すると二カ月たったころには、日ごろめったに私のことをほめない二人の子供たちが、「お母さん、顔が若返ったね」というではありませんか。

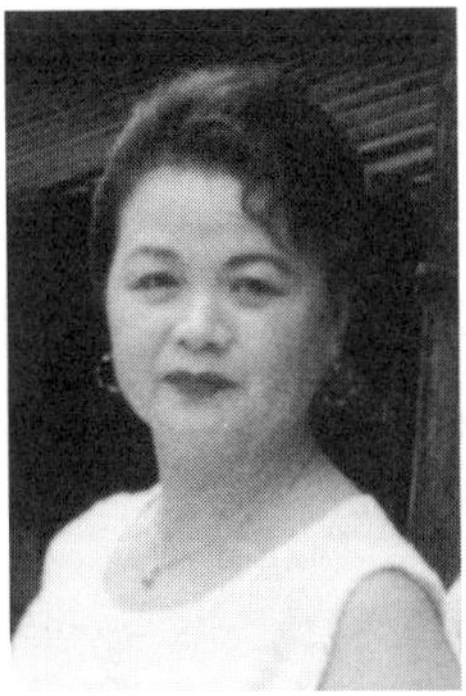

ほおのたるみが気になっていたころ

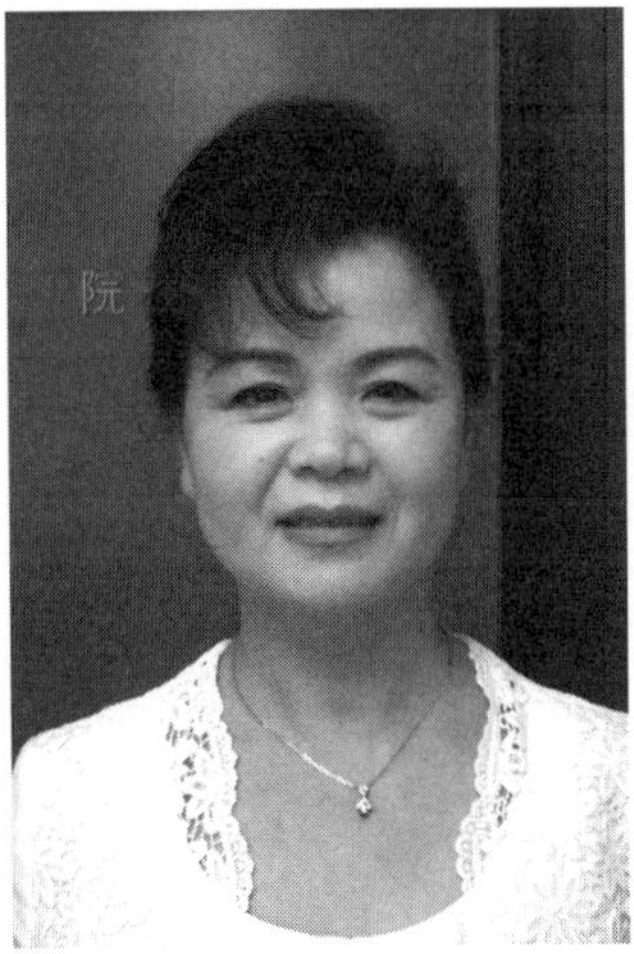

美顔筋トレを始めてほおがキュッと上がり顔も一回り小さくなった

顔の輪郭が引き締まったばかりか、目もとと額のシワが薄くなったというのです。すき間時間に行った顔の体操でシワが薄くなるとは、夢のようです。

美顔筋トレのおかげで、女性としての自信を回復することができ、とてもうれしく思っています。こうして私が変われたのも、宝田先生と出会ったおかげです。記事を見て、すぐに先生の歯科医院を訪れてほんとうによかったと、今しみじみ思います。

＊宝田恭子先生のアドバイス

美顔筋トレを行ううえで最も重要なのは継続することですが、それがまたいちばん難しいことでもあります。効果が得られると実感をしても、続けられない人がたくさんいます。久保さんは、私の患者さんの中で、それをやり通せた最初の人です。以前とは別人のように若返ったのを見て、ほかの多くの患者さんたちもやる気になりました。

また、久保さんはダイエットをしていないのに、体重がへりました。これは、口輪筋《こうりんきん》を含めた表情筋が強化され、食べるときに舌もよく動くようになったからです。舌がよく動くと味覚が発達し、自然によく噛んで食べます。そのため食べる量も抑えられ、体重がへったと考えられます。

今後も美顔筋トレを継続して行い、今の若さをキープしていただきたいと思います。

唇力があれば顔が引き締まり美肌を保てると七十代の私がペットボトルで実証

薄葉フジさん（七十九歳）

◎興味を持ったらすぐ実行！

私は、宝田恭子先生の先々代の院長先生のときから、宝田歯科医院で歯の治療を受けています。昨年（平成十六年）十月に歯が痛くなって宝田医院へ治療に行ったとき、先生の著書を読んで、唇を閉じる力（唇力《くちびるりょく》）ににわかに好奇心がわきました。

唇力が強いと顔が引き締まり、肌もきれいになるそうです。唇力が弱く、常に口をポカンと開けて口で呼吸（口呼吸）し続けていると、健康や美容にさまざまな弊害があるというのです。その本の中に、唇力を自分で測定する方法が紹介されていました。水を入れたペットボトルを唇でくわえて、下を向き、そのままの状態を保ちます。持続できる時間によって、唇力の強弱が判断できるというのです（くわしくは一二九ページを参照）。

私は今年（平成十七年）十二月で満八十歳になりますが、健康状態は良好です。意識しなくても口は自然に閉じていますし、このテストもきっと簡単にできるはずだと自信もありました。

そこで、その日の夜、さっそくやってみました。私は、興味を持ったらすぐに実行しないと気がすまない性質です。

五〇〇ミリリットル入りのペットボトルに一〇〇ミリリットルくらい水を入れ、ペットボトルの飲み口をがっぽりとくわえたら、簡単にその状態を保つことができたのです。やった！　できた！　と思ったら、唇ではなく歯でくわえていました。これではいけないと、今度は間違いなく唇でくわえ、ぶら下げたものの、すぐにペットボトルが落ちてしまいました。そこで、水の量を五〇ミリリットル程度にへらしたところ、一〇秒間くらい、くわえ続けることができたのです。思わずニンマリしてしまいました。

◎若い人に負けない唇力も夢じゃない

翌日も宝田医院へ診察に行ったので、さっそく、先生に「ペットボトルで唇力のチェック、やってみたらできましたよ」と報告しました。すると、「えーっ、昨日抜歯したのに、やったのですか。なんともなかったですか」と、先生は驚き、あきれていました。

「でも、やっちゃったのですから」というと、「薄葉さんは好奇心が強いですからねぇ。

でも、それが若さの秘密なのかもね」と、どうやら感心していただいたご様子でした。

宝田先生によると、私は唇力があり、口呼吸の癖もないので、顔が引き締まっていて、肌もツヤと張りがあってきれいなのだそうです。自分自身、体力など、年齢相応の力があるかどうかに常に関心がありますし、年齢なりの体力が保てていると思っています。

唇力も体力の程度を判断する目安の一つです。その後もときどき、思い出したらペットボトルを持ち出し、テストをしています。できる範囲に水の量を調節して、一〇秒ほど保つことができたら、唇力はまず大丈夫だと納得しています。今後もこのように無理せずに行っていけば、若い人の七〇％くらいの力がつくのではないかと楽しみにしています。

＊宝田恭子先生のアドバイス

先日、薄葉さんの口臭を測定しました。すると、人に不快感を与えるような口臭レベルの臭気物質は判定されませんでした。この結果は、唇力が強いことも関係しています。

唇力があれば、口呼吸をする習慣がないので、唾液《だえき》が蒸散しません。唾液には臭気物質を抑制する成分が含まれています。美顔に加え、口臭を予防し、さらに口腔内《こうくうない》（口の中）の健康を保つためにも、唇力はとても重要です。それを鍛えるためには、ペットボトル筋トレが効果的です。

止まっていた生理が豆乳ジュースで戻り、ほてりも消えてウエストが二〇センチ縮小

岡本裕子さん（四十九歳）

◆精神的に追い詰められていた

私が病気の治療のためにホルモン剤で生理を止めるようになったのは、一昨年（平成十五年）六月ごろのことでした。それ以来、更年期障害《こうねんきしょうがい》に似たような症状が出て、以前にもまして体調が悪くなってしまったのです。

なんの前ぶれもなく、突然、大量の汗が吹き出す、ホットフラッシュという現象が起こるようになりました。精神的にもどんどん追い詰められ、気持ちの晴れない日が続くようになったのです。精神的にも身体的にも最悪の状態の日々が続いたため、自分から願い出て、ホルモン注射を打ち切ってもらいました。

しかし、薬をやめて四カ月後の昨年（平成十六年）二月と、さらにその三カ月後の五月に、それぞれ一～二日の経血《けいけつ》を見た以外、生理らしい生理がなかったのです。

ホルモン療法を始める前の私は、二六日周期できちんと生理があり、精神的にもとてもポジティブでした。

昨年六月のことです。何か目標を持とうと思い立ちました。そして、翌年の十二月のホノルルマラソンに参加できるようにと、走る練習を始めたのです。やせることも期待して、日に日に走る距離を伸ばしていき、すぐに三～四キロメートル走れるようになりました。

ところが、奇妙な現象が起こってきました。ウエスト周りがどんどん太くなってきたのです。病気の前は七〇センチ程度だったウエストが、なんと一〇〇センチ近くになってしまったのです。

そんな私が豆乳ジュースを知ったのは、十一月ごろのことです。

歯周病《ししゅうびょう》で抜歯宣告を受けていた三本の歯を救っていただいて以来、ずっとお世話になっている歯科医師の宝田恭子先生は、いつも私の体調やダイエットのことまで気づかってくれていました。診察にうかがうたび、参考になるお話をしてくれますが、その日は、「女性のホルモンバランスを整えるには、豆乳ジュースが役立つかもしれませんよ」と教えてくださったのです。

そこでさっそく、飲み始めることにしました。無調整の豆乳二〇〇ミリリットルに、春菊、キャベツ、白菜、リンゴ、バナナ、キウイなど、冷蔵庫にある野菜や果物の中から適当に少しずつ選び、それに酸化防止のためにはビタミンCが必要ということで、ユズやレモンなどを加えてミキサーにかけ、ドロドロのジュースを作りました。

先生によれば、「噛《か》むようにして飲むといい」ということでしたので、スプーンですくって、よく噛み、味わいながら飲みました。こうすることで、脳にいい刺激が伝わるそうです。

◎ウエストにくびれができた!

こうして朝一番に豆乳ジュースを作って飲むようになったら、驚いたことに、飲み始めて一週間くらいで、あれほど待ちこがれていた生理が始まったのです。それも一日二日で終わるような半端なものではなく、薬で生理を止める前と同じように三〜四日続きました。それ以来、二六日周期で、きちんと生理がやってくるようになったのです。

さらにびっくりしたのが、豆乳ジュースを飲みだしてから、おなか周りがどんどん細くなってきたことです。以前、真夏に汗をダラダラ流しながら走っても太くなる一方だったおなかが、みるみるうちに平らになっていきました。

サイズをきちんと測っていないので、正確にはわかりませんが、豆乳ジュースを飲んで三カ月が経過した時点で、おそらく二〇センチ以上細くなり、七〇センチ台になっていると思います。最近では、ウエストにくびれが見られるようになってきました。

生理が戻るとともに、ホットフラッシュもおさまり、気持ちがとても晴れやかになりました。以前は重くなる一方のおなかを抱えて、「なぜだろう」と疑問と不安を持って走っていたのですが、最近はホノルルマラソンへの参加を目標に、楽しみながら、また美顔筋トレもしながら、気持ちに余裕を持って走れるようになってきました。

＊宝田恭子先生のアドバイス

短期間にウエストが太くなったのは、ホルモン剤によってホルモンバランスが崩れ、脂肪をため込みやすくなったからかもしれません。それが、豆乳ジュースによって脂肪の代《たい》謝《しゃ》（体内処理）が正常になり、ウエストが細くなることにつながったのでしょう。

豆乳には、女性ホルモンと似た作用をするイソフラボンという成分が含まれています。短時間で生理が始まったのは、まずホルモン剤をやめたうえで、豆乳ジュースを加えたことが奏功したのでしょう。

豆乳ジュースの作り方や効果については第５章でくわしく解説してあります。そちらを参照してください。

第5章　いつまでも美しくありたいあなたに

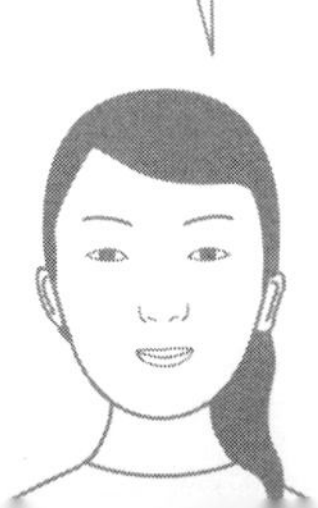

きれいに年を重ねていきましょう

「古い着物は捨てられるけど、古い顔は捨てられない」

私は、素敵な年のとり方をしている大先輩Aさんのこの言葉が大好きです。どうですか？　思わずクスっと笑ってしまうでしょう。そして現実です。

さらに、私が四十歳を過ぎたばかりのとき、

「五十歳からは本当にまた楽しいから」

といい、もうすぐ五十歳になろうとしている私に、

「六十歳からは本当にまた楽しいから」

といってくださった先輩Bさんがいます。

多くの人のものの見方を見聞きすることで、自分なりの物事のとらえ方が身につくようになっていきます。

私がこの先輩の言葉で、四十七歳の誕生日のとき、そんなに楽しい五十歳なら四十代最後の三年間を飛ばしてすぐに五十歳になってみたいと思いました。

学力があるために、飛び級で上の学年に一気に行くことはあっても、一気に三年飛ばし

に年をとることはできません。

年はとりたくない、とみなさん、本当に思っているのでしょうか？　もちろん、加齢のため、体に不具合があちこち出てくれば、そう強く思うかもしれません。がしかし、年を重ねることを喜びとし、心から楽しむこともできるのです。

誰だって女性であれば、いつまでも元気できれいに生きていきたいと日々願うでしょう。「いくつになっても、誰にも文句をいわれず、自由にできることがあります。それがお化粧です」

と、美容部員を長年やってこられたCさんがおっしゃいました。女性はお化粧を楽しむことで、心までお化粧することができるのです。だから、鏡に向かい、一本の口紅を引くだけでも違います。

ノーメイクを美肌だからと自慢する人もいるけれど、まったく紫外線に当たらない生活をできる人はほとんどいないわけですから、なんらかの形で皮膚のフォローをするか、身だしなみの一部として、お化粧をとらえてほしいと彼女はいっています。

私はこの三人の女性の影響で、年をきれいに重ねていこうと強く思ったのです。そして先日、

「四十九歳でそんなふうに若々しく生きていけるのなら、私も加齢を楽しめそうだし、希

望が持てます」

と、一人の女性にいってもらいました。

この言葉は、本当にうれしかったです。今でも思い出すと、心があたたまります。

朝にふとんの中で行う目の周囲のエクササイズ

「元気できれい」を目指す私の一日は、朝目が覚めると、ふとんの中で必ず「おはよう、今日もまた新しい今日だー」って思うことで始まります。

それから、思いっきり伸びをします。この伸びが大切なのです。昔から、猫《ねこ》は一日じゅう寝てばかりいる動物というイメージがありますが、そのぶん、びっくりするくらい体を思いっきり変な形に反らして、伸びをしています。ものすごく体をくねらせて、伸びをしている猫を見かけると、思わず凝視してしまうほどです。

そうやって猫は、起きたあとの自分の体をアジャストし、始動開始の指令をかけているのだそうです。確かになんとなく納得できることです。私もまず、この伸びを一日の始動としています。起きてすぐ洗面台に立つのとは、全然違ってきますよ。

伸びのあと、まだふとんの中から出ません。第一回目の目覚めの顔面エクササイズを始めます。私は視力が悪いこともあり、眼輪筋《がんりんきん》（目の周囲の筋肉）がとてもこりやすく、目の周りの疲れを感じることが多いのですが、このエクササイズを行うと、日々アジャストされ、とても楽になるので、欠かしたことはありません。やり方は一八二ページのイラストを参照してください。

どのくらいの力をかけるのかという質問をよくされるのですが、軽く行って、痛気持ちいいくらいを目安にしてください。この一連のエクササイズを行っているうちに頭も目もすっきりして、今日もきっと楽しい発見があると思いながら、新しい一日をスタートさせることができます。

洗顔のあとに再びエクササイズ

洗顔が終わったら、顔に天然ジェルをつけて、また同じエクササイズを行います。時間に余裕がある場合は、つま先立ち運動や美顔筋トレ（第3章を参照）を加えます。

ちなみに、この天然ジェルは、私の診察室で活躍しているものです。たとえば長時間の治療で唇が乾いてきたり、あるいは型をとったりするときに口角《こうかく》（唇の両端）が乾燥ぎみで切れてしまったりするときなど、唇のフォローのために使用しています。唇に使ってい

朝ふとんの中で行うエクササイズ

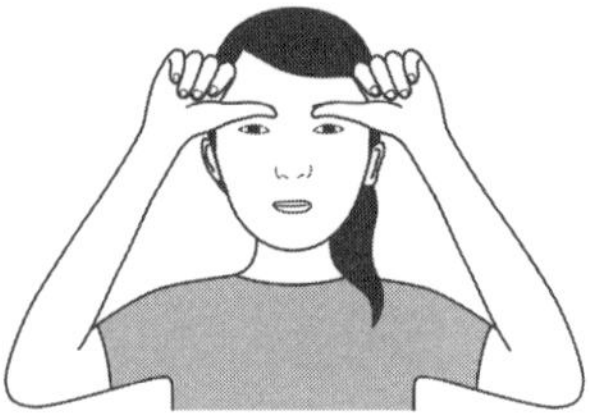

❶ 図のように眉頭の部分を上に向かって親指でやさしく8回押す。

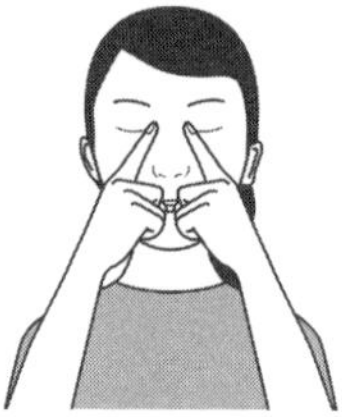

❷ 鼻のつけ根あたりを人差し指で横方向に8回やさしく押す。

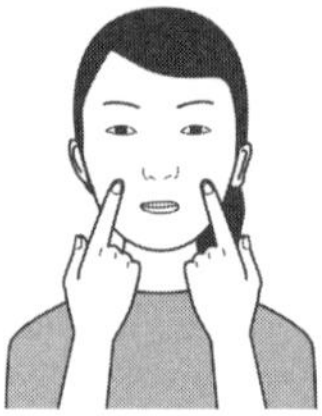

❸ ほほ骨の下あたりを人差し指でやさしく8回押す。

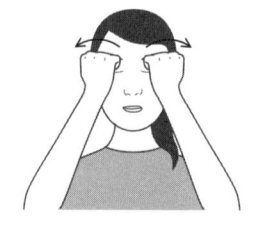

❹ まゆ毛の上を8回さする。（少し強くても大丈夫）

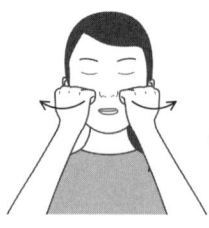

❺ 目の下も8回さする（皮膚が薄いのでやさしく）

るものですから、どこにでも使用でき、美顔筋トレの際にも一役買ってくれているのです。巻末リストの歯科医院の窓口でも扱っています。

その後、首にジェルを塗ってストレッチをし、そのままいつものメイクをします。一度勇気を持って化粧水やら乳液といったものを使わず、そのままメイクをしてみてください。顔面筋トレで皮膚表面の温度が上がり、塗り込んだジェルが皮膚に染み込んでじゅうぶんな保湿状態になっていますから、大丈夫なはずです。ただし、個人差がありますので、皮膚をさわってみて、潤《うるお》いが足りないと思ったら、少しジェルを足す程度にしてください。

なお、肌が敏感な人も中にはいらっしゃいます。必ず、天然ジェルを使用する前に、パッチテストを行ってください。二の腕の内側などに少しだけ塗って一晩様子を見ます。赤くなったりする方は使用しないようにしましょう。

さらに時間があれば、いいお水でローションパックをやりましょう。これは、テレビでごいっしょさせていただいた佐伯《さえき》チズ先生直伝のやり方です。

朝の家事労働の合間に自分の顔を鏡で見てください。なぜか重力に負けていない、ちょっときちっとした自分に見えないでしょうか？　これは人知れず行った筋トレの効果なのです。表情筋はとても正直です。

更年期という関門を乗り切るために

私が四十五歳を過ぎるまで、患者さんとの会話で老化の話が真剣な話題として出てくることはありませんでした。老化は他人事だったといってよいでしょう。

それが五十歳を迎えようとする最近は、診療の傍《かたわ》らの患者さんとの会話は、更年期の症状や、目もと、口もと、体のたるみや衰え、ダイエットなどのことが話題の中心となってきました。

なかでもとくに盛り上がるのが、患者さんとの共通の関心事でもある「更年期」の話題です。私の医院の患者さんは中高年が多く、また、私が女性であることからも七割くらいは女性です。

更年期は、バランスのよい成熟した美しい状態から徐々に変革する時期といわれています。三十代後半になると、女性ホルモン（エストロゲン）の分泌《ぶんぴつ》が減少し、乾燥ジワやちりめんジワといった表面的な症状が出てきます。肌の潤いがなくなるので、シミやカサつき、弾力の低下といった内側からの変化も表に現れ始め、いやおうなしで老化を意識させられます。

歯周病は更年期に発症・悪化しやすい

歯科の領域では、更年期を境に歯周病《ししゅうびょう》がふえます。一般に女性は思春期や妊娠・出産、更年期など、ホルモンのバランスが崩れるとき、歯周病が発症したり悪化したりします。とくに更年期にその傾向が顕著です。

これは、女性ホルモンのエストロゲンが歯周病の発症に抑制的に作用していたのが、更年期でホルモンバランスが崩れるためと考えられています。また、体の病気では、子宮ガンや乳ガンにもなりやすい時期です。そして、閉経《へいけい》を境に女性は心筋梗塞《しんきんこうそく》や脳梗塞《のうこうそく》の発症数がふえ、男性と変わらなくなりますが、この場合も原因の一つとしてエストロゲンの分泌低下が関係しているといわれます。

女性の健康にとって、更年期は大きな関門です。そしてそれはまた、〝きれい〟にとっての大きな関門でもあります。

虫歯も歯周病も発症には生活習慣が強く影響をすることから、生活習慣病の一つと位置づけられています。歯周病はとくにその傾向が強いといえるでしょう。

実際、毎日の歯磨きをきちんと行っていないのに、虫歯もなく、健康的な歯茎《はぐき》をしている人もいます。一方、毎日ブラッシングを励行し、セルフケアに努めているのに歯周病を発症する人もいます。歯を含めて口腔《こうくう》（口の中）は体の一部ですから、全身の健康状態を反映しているといえます。

歯周病も生活習慣病の一つととらえると、生活習慣を改善することによって、予防・改善ができるでしょう。そして、更年期という関門を乗り越えることもできるのではないでしょうか。

一般に歯科の治療では、患者さんの食生活にまで踏み込んで指導することはありません。しかし、私は、そういう観点に立って、患者さんの食生活にも関心を持つようになってきました。

豆乳は更年期の症状緩和に役立つ

そこで、私が着目したのが豆乳です。

今から二年くらい前のことでした。患者さんの一人にDさんという五十代前半の女性がいました。当時、彼女は更年期障害の真っ只中で、たいへんつらそうでした。私の医院へ治療に来るだけで大汗をかいています。

Dさんは勤務している会社の研修会に参加し、食品の機能性について勉強をしていました。その会で、大豆が更年期障害によいと知って、豆乳を毎日飲むようになりました。すると、更年期のさまざまな症状が一～二カ月で徐々に緩和してきたというのです。はた目にも、元気になってきたのがわかりました。

また、ちょうどそのころ、近所の豆腐屋さんから興味深い話を聞きました。この豆腐屋さんのお客さんの話です。糖尿病で減量しなければならないのになかなかやせることができなかった人が、豆乳を毎日飲むようになったらすんなりダイエットでき、血糖値も正常になったというのです。一年八カ月かかったそうですが、十八キロほどやせて今もなお健康維持のため豆乳を毎日飲んでいるそうです。

豆乳の原料である大豆が、乳ガンなどのガンの予防や更年期の症状を緩和する効果があると、医学の専門家から注目され、健康によい飲料として近年ブームになっていることは知っていました。ちなみに、NIH（米国立衛生研究所）もWHO（世界保健機関）も、ガンを予防する食品として大豆を認めています。

更年期について調べてみたら、女性は平均四十八・九歳で、女性ホルモン（エストロゲン）の分泌や卵胞《らんぽう》ホルモン、そして骨量《こつりょう》が極端に低下します。閉経を境にコレステロールが急激に増加する人がいますが、それは女性ホルモンがへった結果起こるもので、必ずしも病的なものではないこともわかりました。

豆乳には女性ホルモンと似た働きをする大豆イソフラボンという成分が豊富に含まれていて、更年期の症状の緩和に役立ちます。実際、更年期障害の予防・改善にすぐれた効果があると、近年、大豆や大豆製品の豆乳は女性の間で大ブームになっています。

大豆イソフラボンが注目された背景には、欧米と日本との比較が背景にあります。大豆食品を多くとる日本人は欧米に比較し、心臓病による死亡率が低い、骨粗鬆症《こつそしょうしょう》（骨にスが入ったような状態）による骨折が約半分、更年期障害によるホットフラッシュが少ない、乳ガンによる死亡率が約五分の一……などの報告がなされたのが始まりです。

豆乳ジュースは最高の健康食・美容食

豆乳によってすばらしい効果が得られた体験を目の当たりにして、私も豆乳を飲むことにしました。私の医院の更年期やその前後の患者さんたちに声をかけ、いっしょに始めるように勧めました。

アイデアとして浮かんだのが、豆乳に野菜や果物を加えて「豆乳ジュース」にする方法です。こうすれば、ビタミンやミネラル、食物繊維も補給できますから、さらに効果が期待できるはずです。

豆乳と野菜、果物の栄養や機能性について調べてみました。

野菜や果物には、ビタミン、ミネラル、食物繊維が豊富です。肌によい栄養素の代表的なものがビタミンA・Cで、シミやシワの原因となる活性酸素《かっせいさんそ》を除去する抗酸化《こうさんか》作用がすぐれています。ビタミンA・Cと、同じく抗酸化作用があるビタミンEは、お互いに作用し、共同して抗酸化作用を発揮するので、いっしょに摂取することが望ましいといわれます。

ビタミンA（ベータカロチン）は小松菜、ニンジン、春菊、マンゴーなどに、ビタミンCはイチゴ、キウイ、オレンジ、グレープフルーツ、アセロラなどに豊富です。ビタミンEは、モロヘイヤやカボチャ、アボカド、ゴマ、ナッツ類などに多く含まれます。前述したように、豆乳には良質の植物性たんぱくが含まれています。たんぱく質は肌の細胞を保つ基本ですから、豆乳と野菜、果物を同時に摂取することで、肌の健康と美肌効果がもたらされます。

豆乳ジュースは、ダイエット効果も期待できます。豆乳に含まれるたんぱく質には血中のコレステロールを下げる作用があります。野菜や果物に含まれる水溶性の食物繊維には、脂肪の吸収を抑制する働きがあります。ですから、豆乳と野菜をいっしょに摂取することで、脂肪とコレステロールを抑える効果が相乗的に期待できます。また、ユズなどクエン酸を含む柑橘類《かんきつるい》は、エネルギーの代謝《たいしゃ》（体内処理）がアップするのでダイエットに役立ちます。

脂肪やコレステロールは、肥満をもたらすばかりか、動脈硬化や心筋梗塞、脳梗塞などの循環器系の重大な病気の発症の一因となります。

便秘は肌荒れの一因になり、美肌の敵ですが、野菜には便秘解消に役立つ成分が豊富です。豆乳に含まれる大豆オリゴ糖には腸内細菌を整える働きがあるので、便秘の解消に役立ちます。野菜は食物繊維が豊富ですが、食物繊維には不溶性のものと水溶性のものがあります。便秘解消効果は、水溶性より不溶性のほうがすぐれていて、一般に野菜には不溶性の食物繊維が多く含まれています。また、果物のリンゴやバナナにも不溶性の食物繊維が豊富です。

豆乳ジュースでさまざまな効果が得られた

こうして、改めて調べてみたところ、豆乳はすばらしい健康食であり、〝きれい〟のための美容食であると再確認できました。野菜といっしょに摂取することでその効用は倍加し、これほど効果がある組み合わせはほかにないと思われました。

そこで私自身、豆乳ジュースを飲み始めるとともに、患者さんたちにも、同じようにして飲むようにアドバイスをしました。こうして、豆乳ジュースを飲むようになったら、みんなにすばらしい効果が得られたのです。

私の場合、まず便通がよくなりました。もともと便秘ではないのですが、豆乳ジュースを飲むようになってからは排便の回数がふえ、しかもスッキリして、残便感がありません。ということは、以前はきちんと排便したつもりでいて、完全には排泄《はいせつ》されていなかったということなのかもしれません。

肌荒れや肌の乾燥が解消したという人もいます。閉経すると、肌の乾燥感が出てくるそうですが、豆乳ジュースを飲んでいると逆に肌が潤ってきます。

更年期の症状が緩和して、更年期特有のほてり、のぼせが緩和してきた人もいます。私の場合、たまにめまいが起こることがあり、不安でしたが、豆乳ジュースを飲むようになってからすっかり治っています。

また、ダイエットできた人もいます。

このように、メンバーの患者さんたちも私も、豆乳ジュースの恩恵に浴しています。今では健康と美容のため、欠かせない飲み物となりました。

最初は五～六人で始めた豆乳ジュースですが、一年半たった今では二十数人にふえ、メンバーたちで「宝田豆乳チーム」を名乗っています。

豆乳ジュースの作り方

豆乳ジュースは、豆乳をベースにして、さまざまな野菜、果物をブレンドします。

私の場合、豆乳をベースにして、キウイ、ニンジン、リンゴなどのフルーツと、セロリや春菊、キャベツなどの旬《しゅん》の野菜を加えるのが基本のレシピです。

これら野菜と果物を入れてジューサーを回し、できた搾《しぼ》り汁（ジュース）に豆乳一八〇ミリリットルを入れて、軽くかき混ぜます。出来上がりの量は、およそ三〇〇ミリリットル程度です。ちなみに、リンゴとニンジンは皮をむかず、リンゴは芯《しん》だけを取り除きます。豆乳と非常によく合うのが、意外にもユズです。柑橘類では、レモンやライム、沖縄原産のシークワーサーもとてもよく合います。

作ったら、あまり時間をおかずに飲みます。左右の歯でリズミカルに、噛《か》むようにして飲みましょう。また、ジュースは手作りしたほうがいいのですが、仕事の都合などで作ることができない場合は、市販の野菜ジュースでもかまいません。時間に余裕がある週末な

豆乳ジュースの作り方

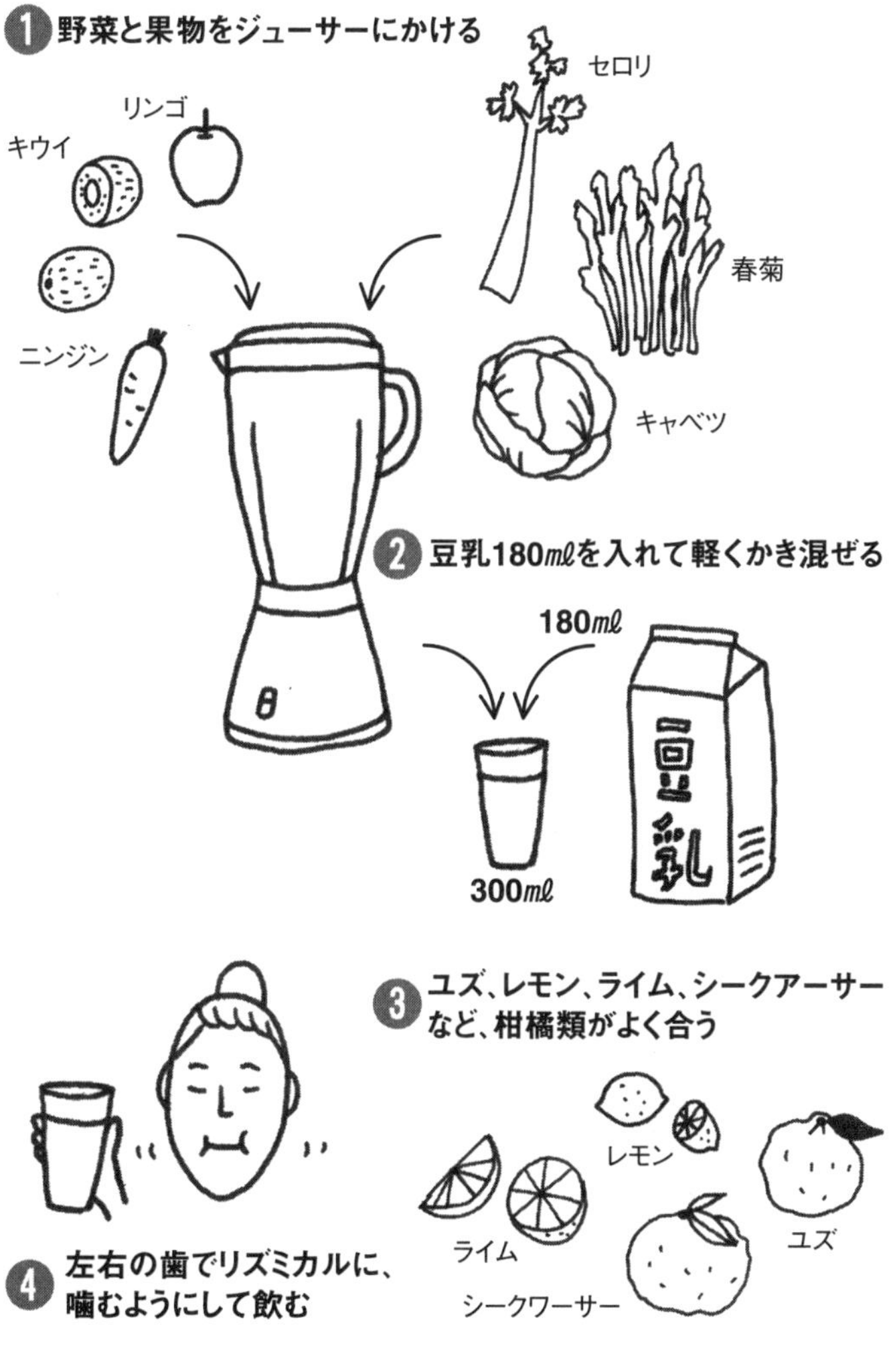
1 野菜と果物をジューサーにかける
セロリ
リンゴ
キウイ
春菊
ニンジン
キャベツ
2 豆乳180mlを入れて軽くかき混ぜる
180ml
300ml
豆乳
3 ユズ、レモン、ライム、シークアーサーなど、柑橘類がよく合う
レモン
ライム
ユズ
シークワーサー
4 左右の歯でリズミカルに、噛むようにして飲む

どには、手作りをするとよいでしょう。

私は、この豆乳ジュースを毎朝、朝食のときに欠かさず飲んでいます。ボリュームがありますし、よく噛むことによって満腹中枢《まんぷくちゅうすう》が刺激されるので、食事をとり過ぎないですみます。

宝田豆乳チームのメンバーの人たちもそれぞれ工夫して作っているようで、甘みづけにブルーベリーのジャムを入れているという人もいます。

更年期の女性にも男性にもお勧め

前述したように、女性は更年期にホルモンバランスが崩れることによって、歯周病が発症したり悪化したりすることがあります。豆乳に含まれる大豆イソフラボンは、女性ホルモンのエストロゲンと似た働きをするため、更年期の症状を予防したり緩和したりする働きがあります。

つまり、豆乳は、更年期の女性の体調を整えてくれるので、歯周病になりにくく、また悪化させない基盤づくりに役立つと考えられます。

豆乳というと、女性のための健康食、美容食のイメージが強いし、実際、女性に大人気です。しかし、よく考えてみると、女性の健康・美容に役立つものが、男性に無意味ということはありません。

脂肪やコレステロールを抑制し、動脈硬化や心筋梗塞、脳梗塞の予防に役立つのは男性の場合も同じです。また、ガンの予防効果も期待できます。大豆イソフラボンには、前立《ぜんりつ》腺《せん》ガンの予防・転移阻止に効果があることが認められています。

以上のような効用があることから、男性も豆乳ジュースを飲むことをお勧めします。肌の老化予防効果も期待できるし、もちろん、歯周病の予防や悪化防止にも役立つでしょう。

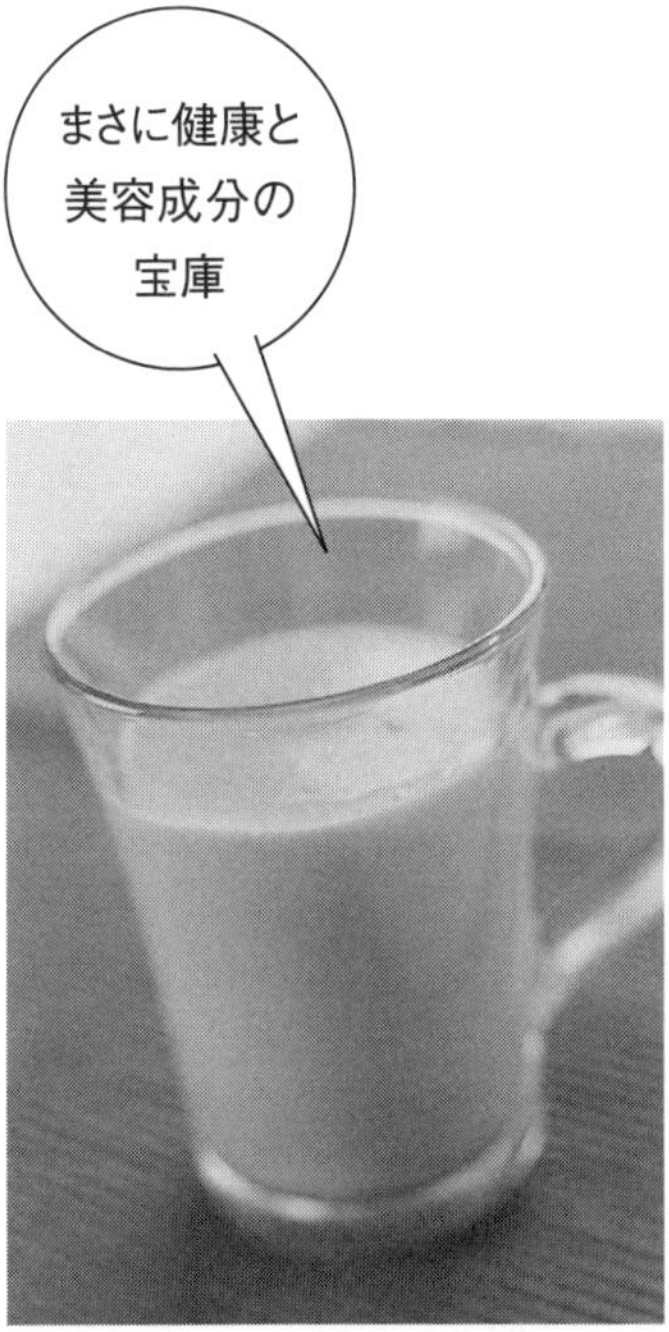

姿勢美人を実現する「つま先立ち運動」

私の歯科医院の患者さんは中高年の方が多く、七十代、八十代の人も少なくありません。患者さんと接しているうちに、女性の患者さんのほうが男性より背中が丸まって、姿勢が悪い人が多いことに気づきました。

私の歯科医院はビルの二階にあるため、入り口はやや長い階段の先にあります。その階段を、背中を丸めて上ってくる方は、男性よりも女性に目立ちます。注意して観察すると、若い人でも、男性より女性のほうが、姿勢が悪いように見えました。くわしいことはわかりませんが、筋力の差なのでしょうか。背筋《はいきん》、腹筋《ふっきん》の力が弱いと、背骨を正しく支えることを維持できないので、そのぶん姿勢が悪くなります。だから、女性は男性よりも姿勢が悪くなりやすい、という印象を持ったのです。

姿勢の善し悪しによって、実年齢よりも、老《ふ》けて見えたり、若く見えたりします。姿勢は〝きれい〟の重要な要素の一つです。とはいえ、「私の姿勢は?」と自分のことを考えると、あまり自信がありません。そこで、「私も姿勢美人を目指さなくっちゃ」と、思い立ったのです。

体のどの部分に筋肉がつくと、以前よりもよい姿勢になれるのでしょうか。そのことについて考えてみました。

以前、早稲田大学スポーツ科学部の福永哲夫《ふくながてつお》教授に、背筋や太もも、ふくらはぎの筋肉を鍛えるのに効果的な運動を教えていただいたことがあります。その一つに、「つま先立ち」がありました。立っているときに、かかとを上げるだけの簡単な運動ですから、さっそく実行することにして、気がつくたびにやっていました。このつま先立ちは、太ももやふくらはぎの筋肉には非常によく効きますが、それに比べて、背筋、腹筋にはあまり負荷《ふか》がかかりません。

そこで知恵をめぐらせて、ある日、肛門を締めて立ってみました。すると、ただつま先立ちするよりも、ふくらはぎにより負荷がかかることがわかりました。合わせて鼻で息を吸い込むと、腹筋にも力が入っていました。腹筋に負荷がかかるということは、背筋にも作用をしています。この方法を考案して、思わず、にんまりしてしまいました。

私は、このつま先立ちを、通勤時間を利用して「ながら運動」として行うことにしました。通勤に二駅間、電車に乗るので、電車の中でやることにしました。車両の入り口近くの手すりにつかまって、肛門をキュッと締めながら、かかとを軽く持ち上げます。この状態を、一駅移動する間だけ維持するように努めたのです。

最初は、どうがんばっても維持できず、何度もかかとをつけていました。一駅間もつようになったのは、始めてから二週間ほどたったころです。

それにしても、人前で大の大人がつま先立ちするのは恥ずかしいものです。最初のころは、このつま先立ちをするために、眠っている人が多い車両を選んで乗っていました。車両に貼《は》ってある路線図を見るふりをして、かかとを上げたりしました。こうすると、首の筋肉が伸びて、首のシワの予防効果も期待できます。そして、背中の筋肉を意識して立つと、背筋運動にもつながっていくということがわかりました。

ヒップもアップして別人のよう！

こうしてつま先立ちを始めてから一カ月後、それまでピチピチだったジーンズがゆるくなっているのに気づきました。お尻《しり》を中心に、全体的にゆとりができたのです。とくにお尻には筋肉がついたようで、椅子に腰かけたとき、お尻の肉が横にはみ出すような感じがなくなりました。

つま先立ち運動を始めて二カ月ほどたったころのある日、娘が私の後ろ姿を見て驚きました。

「お母さん、ヒップの位置が高くて、別人かと思ったわよ」

同性、しかもジーンズ好きの娘からのほめ言葉は、とてもうれしいものでした。この賞賛を励みに、私はさらに熱心に、つま先立ち運動を毎日続けました。すると、それから半年後には、娘の友人や患者さんまでが、「後ろ姿がカッコいい」といってくださるようになったのです。サイズは測っていませんが、確かにウエストやヒップ、太ももの周りなどがキュッと引き締まったようです。

体重には変化がありませんでしたが、二一％あった体脂肪率は半年後には一九％になっていました。下半身を中心に筋肉がつき、脂肪が取れたのでしょう。以前はときどき、ふくらはぎがつることがありましたが、それもなくなりました。

今では腹筋もついたようで、下腹部のポヨポヨした感じが消えて引き締まっています。お尻のたるみも、今のところ予防できていると思います。

つま先立ちをして肛門を締めている効果でしょうか。中高年の女性に多い尿もれも、今のところありません。肝心の姿勢もよくなったようです。後ろ姿の美しさをほめていただけるのは、ウエストやヒップの具合だけでなく、姿勢も関係していると思います。

また、以前より背中が軽く、背中も体も疲れにくくなりました。眠りもよくなったようで、朝の目覚めも快適です。

つま先立ち運動のやり方

片手で何かにつかまり、かかとを上げて、背中の筋肉を意識して伸ばすようにします。鼻から息を吸い、吸うときに肛門をギュッと締めます。また、かかとを上げるときに、首を伸ばし、四五度後方に倒すと、首が伸びてストレッチにもなります。首のシワやたるみは、老けて見える要因の一つです。

つま先運動は、「ながら運動」としてできます。私のように通勤の電車の中でもいいですし、会社で立って作業をしているときでも、家事をしながらでも、いくらでも機会は見つけられるでしょう。

最初のうちは、とてもきつく感じ、長く続けることができないかもしれません。しかし、継続して行っているうちに筋力がついてきて、以前よりも長く持続できるようになります。少しずつ時間を延ばしていくよう、がんばってみてください。ただし、何事も無理は禁物です。

姿勢は〝きれい〟の条件の一つ、という認識を持って、つま先立ち運動を習慣化してみましょう。

つま先立ち運動のやり方

片手で何か
につかまる
首を後方に倒すと、
ストレッチにもなる
背中の筋肉を
意識して伸ばす

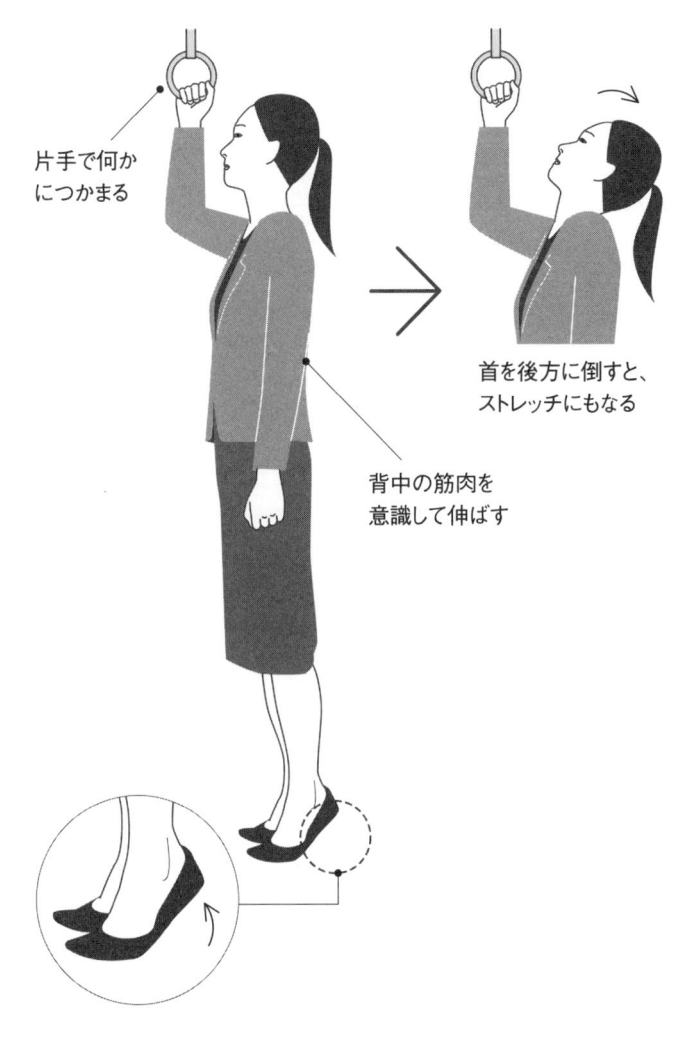

「大丈夫、いい顔しているよ」と鏡の中の自分を励ます

朝、体調は顔にはっきりと現れます。私は毎朝必ず大きな鏡に自分の顔を映し、しっかりと体調をチェックします。

睡眠がじゅうぶん足りて、体調がよいときは、表情もさわやかで、肌も荒れていません。

一方、徹夜で原稿書きをしたり、前夜お酒を飲み過ぎたりしたときなど、疲れが顔にはっきりと出ていて、反省しきりです。寝不足が顔に出ています。顔がむくんでいると最悪です。

こういうときは、歯を磨いたあと、簡単に「美顔筋トレ（くわしくは第3章を参照）」を行います。するとむくみが緩和されます。

そして、持ち前の明るさで、ちちんぷいぷいと自己暗示をかけます。こういうふうにです。

「大丈夫よ、笑うととってもきれい。一日、元気にがんばろうね」

「OK、今日は最高にいい顔！」

自分で自分をほめるのも、きれいになる秘訣《ひけつ》の一つです。

こうして元気を取り戻します。この自己暗示、自己激励が、お出かけ前に気合を入れるのにお勧めです。効果絶大。実際こうして自己暗示をかけることで、さわやかに出勤できます。

「行ってらっしゃーい」と一人二役で明るく自分を送り出す

自己暗示をかけて元気を取り戻したら、さあ、お出かけです。私の家庭は夫と二人の子供がいます。家族仲はいいのですが、朝はみな、それぞれ出かける準備に忙しく、ほかの人のことをかまっていられません。みんな、自分の準備がすんだら、さっさと出かけてしまいます。誰もが「行ってきまーす」といって出かけますが、あとに残った人はそれには答えません。自分のことに精一杯だからです。

そこで考えたのが、一人二役の一人芝居で、自分で自分を明るく送り出すことにしました。こんなふうにします。

まず、「行ってきまーす」と、バッグを片手に、靴を履《は》き、出かけようとします。しかし、そのまま出かけはしません。

さあ、一人二役です。靴を脱いで、玄関に上がり直して、「行ってらっしゃーい」と口に出していい、最高の笑顔を浮かべ、軽く手を振って自分を送り出します（送る役です）。そうしたら、今度は出かける自分に役をスイッチして、もう一度靴を履き、玄関を後にして出かけます。

この一人二役の一人芝居の自己暗示効果によって、「さぁ、今日もがんばるぞ！」って、元気が倍増します。

周囲への感謝の気持ちで神社に礼拝。そして「ありがとう」

通勤途中にある神社にお参りするのも、私の日課です。

神社の精気の中に立つと、心が安らいで、真摯《しんし》な気持ちになれるそうです。実際、私もそういう気持ちになれる気がします。そして、大きな力に支えられ、長い歴史の上に自分があることを教えられ、私という人間がいて、生きていることに対して感謝の気持ちがわいてきます。

私という人間が今日あるのも、私一人の努力によるものではありません。家族をはじめ周囲に支えられて、今日の私があります。謙虚にそう思い、周囲への感謝の心を忘れないようにしています。そういうふうに思い、振る舞うことで、家庭や職場の環境が円満になります。

神社では、ときには、おみくじを引き、心に響いた言葉は手帖に貼《は》って、戒めや励ましにしています。

近くに神社などがない場合は、もっと簡単な方法があります。周囲の人たちに支えられているという気持ちをこめて、ふだんから「ありがとう」という言葉を声に出してみるのです。もちろん、心の中で唱えるようにしてもかまいません。ふだんから「ありがとう」を心がけていると、周囲との人間関係がスムーズになり、気持ちよく生活することができるようになります。

当たり前ですが、外見の美しさだけでなく、内面の美しさが大事です。年をとるほど、内面が外見に現れます。謙虚、思いやり、やさしさ、感謝など、美しい心を持つようにすることで、いっそう〝きれい〟に磨きがかかるでしょう。

私の場合、美しい心を持つことがハートのある歯科治療につながると信じて、日々努力をしています。

デンタル・アロマセラピーが受けられる

歯科医院リスト

全国約350の施設でデンタル・アロマセラピーが受けられますが、本書では以下の代表歯科医院のみを収載しました。お近くで受診したいという方はリスト内の近隣の歯科医院にお問い合わせください。リストは2005年8月末現在。

北海道	**オリエント歯科**	
	札幌市北区北七条西6	011-746-3155
	あいファミリー歯科	
	旭川市永山七条9-7-1	0166-48-7655
	藤堂歯科医院	
	富良野市日の出町1-15	0167-22-2736
	さだおか歯科	
	上川郡上川町南町16	01658-2-2345
	前多歯科クリニック	
	函館市千歳町11-2	0138-23-5000
	さいとう歯科診療室	
	函館市的場町24-6	0138-51-8241
青森県	**根城歯科クリニック**	
	八戸市根城6-3-12	0178-47-5607
	渋田歯科クリニック	
	八戸市大久保沢目13-5	0178-31-6480
岩手県	**ぽっぽ歯科クリニック**	
	二戸郡一戸町一戸字砂森123-1	0195-31-1182
秋田県	**さとう歯科医院**	
	能代市向能代字上野138	0185-55-2636
	森川歯科医院	
	北秋田市東横町4-27	0186-62-3100
	木村歯科医院	
	湯沢市両神138	0183-72-1120
	武田歯科医院	
	北秋田郡比内町扇田字南扇田132	0186-55-0231

福島県	**博多医院**	
	田村市滝根町神俣字関場11	0247-78-2005
茨城県	**石田歯科医院**	
	つくば市稲荷前28-16	029-851-6627
	鴨志田歯科医院	
	常陸太田市東二町2241	0294-72-0277
千葉県	**米谷歯科医院**	
	船橋市大穴南5-23-10	0474-66-8586
	井上歯科クリニック	
	柏市西柏台2-2-16	0471-52-5688
	石田歯科医院	
	流山市流山1-258-2	0471-59-7774
	宝田歯科医院	
	佐倉市ユーカリが丘7-20-19	043-489-0474
埼玉県	**勝沼歯科医院**	
	蓮田市東1-2-14	0120-804-691
東京都	**赤坂まつの矯正歯科**	
	港区赤坂5-2-20	03-5573-8893
	伊達坂歯科医院	
	渋谷区恵比寿3-4-3	03-3444-8548
	笠茂歯科医院	
	渋谷区千駄ヶ谷5-5-3	03-3355-3987
	金子歯科医院	
	世田谷区宮坂3-52-8	03-3429-2440
	宝田歯科医院	
	江戸川区南小岩8-9-1	03-3657-4525
	長谷川歯科医院	
	西多摩郡瑞穂町箱根ヶ崎137	042-557-0079
神奈川県	**北村歯科**	
	横浜市鶴見区鶴見中央1-31-4	045-504-6600
静岡県	**ひぐち歯科医院**	
	静岡市清水草薙一里山23-10	0543-48-8140

静岡県	**小野田歯科医院**	
	掛川市柳町58-2	0537-22-2406
	かわべ歯科	
	菊川市半済1118	0537-36-1220
	鈴木歯科医院	
	裾野市平松624-2	0559-93-5151
富山県	**しのぶ歯科**	
	富山市緑町1-1-1	0764-22-4455
石川県	**中山歯科医院**	
	金沢市尾張町1-10-13	076-222-2235
京都府	**安井歯科医院**	
	亀岡市北町16	0771-22-0265
大阪府	**朝田歯科**	
	茨木市玉櫛2-29-20-105	0726-32-8841
	坂井歯科医院	
	寝屋川市香里南之町16-15	0728-34-6480
	北坂歯科医院	
	和泉市青葉台3-6-10	0725-56-6075
奈良県	**東谷歯科医院**	
	北葛城郡河合町広瀬台3-11-11	0745-72-6886
和歌山県	**吉村歯科医院**	
	那賀郡貴志川町大字長原248-8	0736-64-8111
鳥取県	**高野歯科医院**	
	米子市東福原3-1-15	0859-33-2038
岡山県	**おがた歯科クリニック**	
	倉敷市田ノ上938-3	086-430-0633
	米田歯科医院	
	倉敷市北畝5-17-47	086-456-1800
広島県	**杉原歯科医院**	
	広島市西区庚午中3-5-20	082-272-1000
山口県	**池田歯科医院**	
	下関市長府中土居本町8-19	0832-45-1336

山口県	**しんや歯科**	
	萩市土原582-4	0838-22-0338
愛媛県	**林歯科医院**	
	宇和島市錦町4-23	0895-22-0962
福岡県	**くれたけ歯科医院**	
	福岡市西区今津4801-91	092-807-2588
	花岡歯科医院	
	福岡市東区箱崎1-38-40	092-641-1657
	吉田歯科医院	
	福岡市博多区博多駅前3-30-23	092-472-8140
	まつした歯科医院	
	北九州市小倉南区朽網西1-7-8	093-473-8738
	中村歯科医院	
	八女市本町2-102-1	0943-24-4482
	シン歯科医院	
	京都郡苅田町神田町1-6-3	093-434-1200
長崎県	**道津歯科医院**	
	長崎市戸町4-10-8	095-878-4885
	佛坂歯科	
	佐世保市潮見町6-3	0956-31-5921
	内田歯科医院	
	佐世保市大宮町17-16	0956-31-8737
熊本県	**元島歯科クリニック**	
	熊本市安政町1-25	096-322-6465
宮崎県	**竹尾歯科／大貫診療所**	
	延岡市大貫町3-970-1	0982-21-0211
	こくぼ歯科	
	宮崎郡清武町木原90-1	0985-85-1003
沖縄県	**なかざと歯科医院**	
	那覇市大道45	098-887-6408
	屋慶名歯科医院	
	中頭郡与那城町屋慶名1103	098-978-6289

エピローグ

本書の出版間近に、俳優の江守徹《えもりとおる》さんが翻訳・演出・出演されたお芝居『キスへのプレリュード』を観る機会がありました。舞台の最後にジュリアス・ベッカー役の江守さんが、「フロスを使いなさいよ」という台詞《せりふ》を言われたのが、歯科医の私にとって印象深く残りました。「役者は口臭があっては失格で、ふだんから口のにおいには気をつかっている」とおっしゃる江守さんだから、この部分はアドリブだったのかしらと思いました。楽屋でお話を伺うことができ、原作に書かれている台詞だと知り、驚きました。

江守さんはお忙しいなか、わずかな時間お目にかかっただけなのに、アロマオイル配合のローションを舌の上に滴下《てきか》して、舌の運動をすぐに行ってくださり、そのさわやかさが口に広がり、気持ちがよい、自分だけでなく、劇団員にもPRしてみようと、おっしゃってくださいました。

このアロマオイルに関して、また舌の運動や表情筋のトレーニングに関して、いったいどれだけ多くの人の協力があったことでしょう。皆様に笑われるかもしれませんが、私は大の神社好きで、時間をうまく利用して神社に行くことばかり考えています。神社に行くと自分を深く知ることができ、自然に自分の進むべき道が見えてくると思うからです。先日は仕事が終わってから、夜行寝台列車で奈良の大神神社《おおみわじんじゃ》に行きました。私はそこで、かかわったすべての人々を脳裏に描き、その出会いに感謝をしてきました。

当時、(株)I・H・Mにいらした鈴木さんが、私に精油と出会わせてくれなければ、この本は出版できませんでした。

歯科領域ではあまり興味を持たれていない精油の未知の可能性について、どんな状況下でも一つのことを追うスタンスを変えず、進みなさい、それが大切、といつも励ましてくださった歯科医師の渡辺秀司《わたなべしゅうじ》先生。「エビデンスのないものはサイエンスにならない。これってエビデンスにつながっていくね」と言ってくださり、私のような一介の開業医に大きな力を貸してくださった東京歯科大学の奥田教授と加藤助教授。

皆様にこの場を借りて、心から感謝いたします。

今後さらに、たくさんの精油が、興味ある歯科医師により実験・研究がなされていくことでしょう。そして、臨床現場においても歯周病治療などの一助として、皆様の役に立てるように位置づけられていくことを願っています。

著者記す

参考文献

『デンタルプラーク細菌』奥田克爾　医歯薬出版
『最新口腔微生物学』奥田克爾　一世出版
『解剖学講義』伊藤隆　南山堂
『病態生理できった内科学』五幸恵　医学教育出版社
『人体解剖カラーアトラス』PH Abrahams RT Hutchings SC Marks Jr.
佐藤達夫訳　南江堂
『アロマ入門ノート』野崎豊　草隆社
『佐伯チズの頼るな化粧品！』佐伯チズ　講談社
『佐伯チズメソッド艶つやメイク』佐伯チズ　講談社
『ロルフィングとサイコシンセシスが導くキレイ革命 フェイシャル』
安田登、五味佐和子　BABジャパン出版局
『くちびる美人ダイエット』宝田恭子　祥伝社
『ゆほびか』2004年11月号、2005年4月号、同6月号　マキノ出版
『安心』2005年4月号、同8月号　マキノ出版
『開花』2004年12月号、2005年2月号　わかさ出版
『ゆうゆう』2005年1月号　主婦の友社
『ＬＥＥ』2005年2月号　集英社
『健康とくすりシリーズ 香りの薬効とその秘密』山本芳邦　丸善
『歯周病を自分で治す本』渡辺秀司　マキノ出版

宝田恭子（たからだ　きょうこ）
1956年、東京都生まれ。80年、東京歯科大学卒業。同大学保存科勤務のあと、宝田歯科の三代目院長になる。日本アンチエイジング歯科学会理事、日本歯科人間ドック学会理事、日本歯科東洋医学会理事、日本歯周病学会、国際口臭学会、メディカルアロマセラピー研究会等に所属。患者さんとの対話と、義理と人情を重んじる江戸っ子、下町っ子の女医さんでもある。テレビ、女性誌、健康誌などで活躍中。著書に『くちびる美人ダイエット』（祥伝社）がある。

■ビタミン文庫
憧れの「口もと美人」になる本　平成17年9月25日／第1刷発行

著　者　宝田恭子
発行者　秋山太郎
発行所　株式会社マキノ出版
〒113-8560　東京都文京区湯島2－31－8
☎03-3815-2981　振替　00180－2－66439
マキノ出版のホームページ　http://www.makino-g.jp

印刷所
製本所　株式会社 平河工業社

ISBN4-8376-1200-8

●●●マキノ出版　ビタミン文庫●●●

「乗り物酔い」撃退ブック

新宿恒心クリニックめまい・平衡障害・耳鳴りセンター所長　坂田英治
埼玉県立小児医療センター耳鼻咽喉科医長　坂田英明

遠足も旅行も
ドライブも
楽しくなる！

1365円

通院をやめれば病気は治る

開業医　今井龍弥

「真の名医」と
「経営の名医」の
見分け方

1365円

朝食を抜くと病気は治る

甲田光雄

朝食抜きで病気の
9割が改善すると
247名の調査でわかった！

1470円

水虫を完全に治す本

順天堂大学医学部附属練馬病院
皮膚・アレルギー科部長　比留間政太郎

水虫を根絶させる
最新医療と生活法

1365円

「血管年齢」が若返る本

東京医科大学八王子医療センター循環器内科部長
高沢謙二

高血圧・糖尿病・
高脂血症が
逃げていく！

1365円